AF502950

GUIDE

DES GENS DU MONDE

DANS LE

CHOIX D'UNE MÉDECINE

PAR

AUGUSTE GUYARD,

MEMBRE DE PLUSIEURS SOCIÉTÉS MÉDICALES,
Auteur des *Quintessences*, etc.

DEUXIÈME ÉDITION

PARIS

CHEZ BAILLIÈRE, 19, RUE-HAUTEFEUILLE,

ET AU BUREAU DU PROPAGATEUR HOMOEOPATHIQUE,

55, RUE NEUVE-DES-MATHURINS.

1857.

GUIDE

DES GENS DU MONDE

DANS LE

CHOIX D'UNE MÉDECINE

1374
8° Te 125
59.

PRINCIPAUX OUVRAGES D'AUGUSTE GUYARD.

QUINTESSENCES, 5e édition ; sous presse ; in-18 .... 2 50

DU DROIT ET DU DEVOIR AU POINT DE VUE DE L'ABSOLU, 2e édition ; in-18.... 2 »

LES FILS DE LA FÉE NOIRE, légende provençale, in-18, épuisé.

PAUL, ou **L'ATHÉE CONSÉQUENT**, in 18... 1 50

L'ART D'ÉTUDIER ET L'ART D'ENSEIGNER. 3e édition, épuisée.

LE TRÉSOR DES IGNORANTS ET DES PAUVRES, épuisé.

LA FEMME, hymne de la jeunesse; in-32.. » 50

GUIDE DES GENS DU MONDE DANS LE CHOIX D'UNE MÉDECINE, 2e édition, in-18..... 3 50

SÈVRES. — IMPRIMERIE DE M. CERF, GRANDE-RUE, 144.

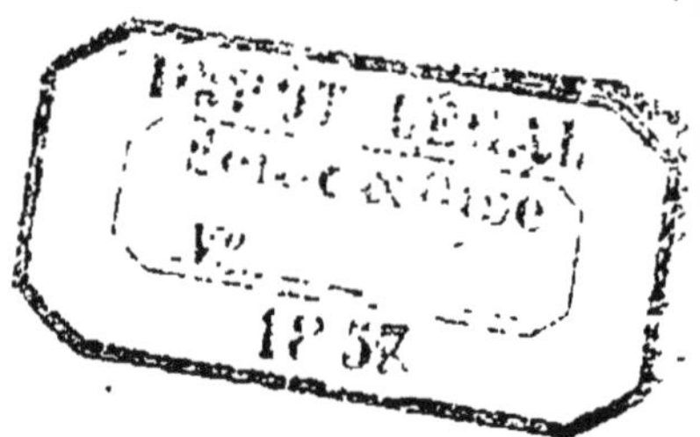

GUIDE

DES GENS DU MONDE

DANS LE

CHOIX D'UNE MÉDECINE

PAR AUGUSTE GUYARD,

Membre de plusieurs Sociétés Médicales,
Auteur des Quintessences, *etc.*

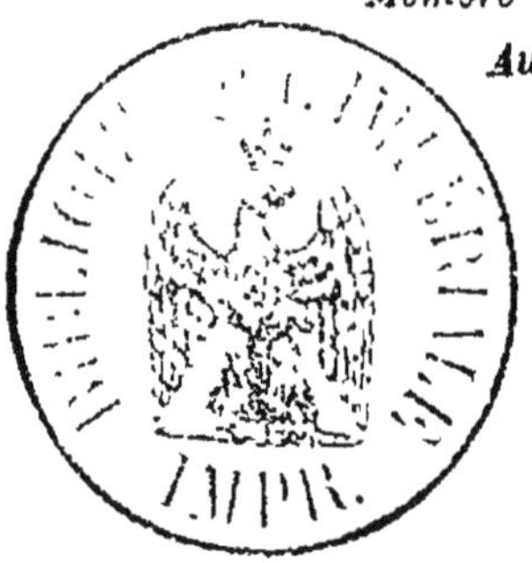

DEUXIÈME ÉDITION

PARIS

CHEZ BALLIÈRE, 19, RUE HAUTEFEUILLE,

ET AU BUREAU DU PROPAGATEUR HOMOEOPATHIQUE,
55, RUE NEUVE-DES-MATHURINS.

1857

Ce livre est une seconde édition refondue de : *La Médecine jugée par les médecins.*

La première édition a eu l'honneur d'exciter autour d'elle des orages. Les médecins s'étaient mépris : ils avaient cru qu'on attaquait les personnes quand on n'en voulait qu'aux doctrines. La seconde sera-t-elle mieux venue des enfants d'Esculape? L'auteur ne s'en inquiète pas; il obéit à sa [illegible]nce :

FAIS CE QUE DOIS; ADVIENNE QUE POURRA.

GUIDE MÉDICAL

PAR

AUGUSTE GUYARD.

CHAPITRE PREMIER.

Nécessité des études médicales pour les gens du monde.

> Χρὴ πάνθας ἀνθρώπους
> Ιητρικην τέχνην ἐπίστασθαι
>
> Démocrite.

« Tous les hommes doivent étudier la médecine, ô célèbre Hippocrate! car c'est une occupation honnête et utile dans la vie ; et, surtout, pour ceux qui sont érudits et éloquents. A mon avis, la médecine est sœur et compagne de la sagesse. En effet, l'une débarrasse des maladies du corps ; l'autre, des tribulations de l'âme. L'intelligence s'accroît par la santé qui se règle aussi sur la sagesse, car dès que le corps languit, l'esprit n'a plus le même goût de la vertu. Enfin, tout accès morbide, par sympathie, obscurcit l'âme et obstrue l'intelligence. »

Ainsi disait, il y a 2350 ans, dans une lettre à Hippocrate, touchant la nature de l'homme, Démocrite, l'un des chefs de l'école d'Elée, et le plus érudit, peut être, des sages de son époque. Assurément, nos modernes réformateurs de l'éducation publique ne pourraient guère demander plus ni parler mieux.

Et qu'on ne croie pas que le célèbre rieur d'Abdère exprime ici un simple désir. Il constate un fait qui se passait déjà de son temps dans la Grèce. Les philosophes grecs étudiaient la médecine et l'enseignaient à leurs disciples.

Les écoles de la Grèce, bien qu'elles ne s'intitulassent point pompeusement des *Universités*, embrassaient, en réalité, dans leur enseignement, l'*universalité* des connaissances humaines. Un jeune homme sortait de là tout à la fois physicien, métaphysicien, naturaliste, mathématicien, astronome, musicien, légiste, orateur, écrivain, médecin, homme d'Etat. Les fils des rois eux-mêmes étaient initiés à la thérapeutique. Alexandre dit le Grand, qui avait appris la médecine de son précepteur Aristote, était le seul médecin de ses amis.

A Rome même — quoique les Romains eussent été 500 ans étrangers à la pratique médicale, sans que la santé publique s'en trouvât plus mal — à Rome, au temps de sa gloire littéraire, l'étude de la médecine fut le complément obligé d'une bonne éducation. Varron, Cicéron, Caton, Horace, Lucrèce, Ovide étaient très-versés dans cette étude. Auguste s'enorgueillissait sur le trône d'avoir trouvé un remède contre l'ophtalmie ; l'empereur Adrien avait étudié méthodiquement l'art de guérir. Pline, dans ses livres, traite longuement de la médecine « non comme médecin, dit-il, mais comme prenant intérêt à la santé des hommes. »

En France, qu'apprenons-nous dans la plupart des établissements d'instruction publique? A quoi sommes-nous propres quand nous en sortons? Quelle carrière pouvons-nous parcourir sans faire de nouvelles études spéciales? Hélas! pauvres bacheliers gonflés d'importance et de vide, nous ne savons pas même, en rentrant au foyer domestique, parler correctement le français ni faire une simple règle de trois!

Il est vrai qu'en échange des 25 à 30,000 francs que coûte à nos parents notre éducation tronquée, qu'en échange des travaux forcés dans lesquels nous consumons les dix plus belles années de notre vie, on nous apprend, comme à des perroquets, quelques nomenclatures bizarres et incomprises; il est vrai que nous aurions pu orner notre mémoire des règles du *que retranché* et de la conjugaison des verbes en *mi*; il est vrai encore que chacun de nous a rapporté régulièrement à la maison, chaque année, à titre d'encouragement ou de récompense, sa ration de feuilles de laurier; mais avouez néanmoins *chère* Université, que c'est nous surfaire un peu trop, à nous, notre quart de savoir en *us* et en *os* et à nos mères le glorieux assaisonnement de leurs ragoûts.

Cependant, il faut le dire, l'Université, par une intelligente modification de ses programmes, est naguère entrée dans la voie des réformes utiles. Par là, l'enseignement secondaire a enfin mis un pied hors du moyen âge et commencé à s'approprier aux besoins et aux progrès de notre temps. Malheureusement, il manque et manquera longtemps encore, sans doute, de l'universalité que nous lui désirons;

et, notamment, une lacune bien regrettable est à combler dans les nouveaux programmes où l'étude générale de la médecine est tout à fait mise en oubli. Pourtant, est-ce que la santé publique s'en trouverait plus mal si tout homme lettré était mis en état d'administrer, dans les cas pressants, les premiers soins à un malade, en attendant l'arrivée d'un médecin ; si chaque père, chaque mère de famille pouvait, si non soigner eux-mêmes leurs personnes et leurs enfants, du moins surveiller et contrôler les ordonnances des hommes de l'art? Nous disons chaque père et chaque mère de famille ; car, pourquoi l'enseignement médical général ne serait-il pas obligatoire dans les écoles primaires elles-mêmes? Dans les campagnes, il est presque passé dans les habitudes de mourir sans les secours de l'art, soit que le médecin arrive trop tard à cause de la grande distance qui le sépare ordinairement du malade, soit à cause de la pauvreté ou de l'avarice du paysan qui redoute plus que la mort un compte ouvert avec le médecin ou le pharmacien, et qui, cependant, à la moindre indisposition d'un bœuf, court chercher le vétérinaire !

Pourquoi donc le curé et l'instituteur ne sont-ils pas tenus d'étudier les moyens de prévenir, de soulager ou de guérir les maladies du corps, eux qui sont obligés de savoir l'hygiène et la thérapeutique de l'âme? Le Christ, leur modèle, n'était-il pas à la fois docteur de la loi et médecin ?

Si l'on nous objectait l'étendue, la difficulté des études médicales, nous répondrions avec M. Foděra, de l'Académie de médecine : « Sans doute, elles sont vastes, si l'on entend par connaissances médicales l'érudition des auteurs, l'étude des hypothèses, des opinions, des systèmes et des erreurs que les siècles ont enfantés; mais ces connaissances ne sont pas aussi étendues que le vulgaire des médecins l'imagine, lorsqu'on étudie sur le livre véritable et simple de la nature. »

Nous croyons donc que, sans être médecin, tout homme pourrait, sans beaucoup de peine et de temps, être mis en état de connaître les symptômes des maladies les plus communes et d'y apporter les premiers remèdes. Cela serait d'autant plus facile que ces maladies peu nombreuses sont à peu près les seules qui guérissent entre les mains des médecins. Et d'ailleurs ne faut-il pas que tout homme travaille à devenir son propre médecin, comme chacun tend déjà maintenant à devenir insensiblement son prêtre et son gouvernement.

Si l'on ne croyait pas devoir combler encore cette lacune que nous signalons, entre autres, dans l'instruction publique, et qu'ont déjà signalée Bacon, Leibnitz, Descartes (1), Bossuet, Montesquieu, Aimé Martin, Broussais, et d'autres grands es-

---

(1) Bacon pensait que toutes les sciences doivent tendre à la découverte d'une hygiène et d'une thérapeutique du corps et de l'âme rationnelles et presqu'infaillibles.

Leibnitz voulait que les gouvernements n'épargnassent rien pour favoriser les progrès de la médecine.

Descartes croyait que s'il y a un moyen de rendre les hommes plus sages et plus habiles, c'est la médecine qui le donnera.

« Tant que la médecine ne sera pas *à la portée de toutes les intelligences*, a dit Broussais, on ne pourra pas dire qu'elle est plus utile que *nuisible* à l'humanité. »

prits, si l'on ne croyait pas devoir maintenant enseigner à tous les éléments des sciences et des arts qui ont pour objet la vie et la santé des hommes : l'*hygiène*, la *pathologie*, la *thérapeutique*, la *chirurgie*, que l'on complète au moins dans les colléges, dans les séminaires, etc., les études philosophiques, par celles de la physiologie et de l'anatomie, parties intégrantes et fondamentales de la science de l'homme comme les sciences métaphysiques, et qui tiennent à ces dernières par les mêmes rapports que l'âme et le corps.

Comprend-on que l'étude du corps humain, cet admirable aspect de nous-même, qui reflète l'autre et le met en rapport avec le monde extérieur, que cette magnifique machine, la plus admirable peut-être qui soit sortie des mains du *grand mécanicien*, et le plus bel hymne vivant que Dieu se soit chanté à lui même sur notre globe, comprend-on que cette étude, si intéressante pour l'homme, soit à ce point négligée, non-seulement par la généralité des hommes, mais par le monde lettré lui-même, que les personnes les plus distinguées, d'ailleurs, dans les sciences et dans les arts, dans le clergé, dans la magistrature, etc., sont complètement étrangères aux plus simples notions touchant leur structure et leur organisation matérielles ! Comprend-on que des professeurs, des confesseurs, des juges, des jurés, pour qui ces sciences sont vraiment indispensables, les ignorent absolument comme le vulgaire !

En attendant que les hommes spécialement chargés des progrès de l'instruction publique réparent cet oubli de leurs programmes, que toutes les personnes intelligentes, désireuses de féconder, de compléter leurs études, s'adonnent à l'étude de l'anatomie physiologique. Sans cette science, la psychologie, la logique et la morale ne sont plus que des notions tronquées, vraies à demi; c'est-à-dire fausses et dangereuses. L'homme est une unité substantielle sous deux aspects inséparables. « L'*âme et le corps*, » dit Bossuet, dans son livre de la *Connaissance de Dieu et de soi-même*, « ne *font ensemble qu'un tout naturel;* aussi *trouve-t-on* dans toutes nos *opérations quelque chose du corps et quelque chose de l'âme.* »

La science du corps et celle de l'âme non-seulement ne peuvent pas marcher séparément, mais elles sont *indispensablement* complémentaires l'une de l'autre. Qu'on le sache bien, l'étude exclusive de l'un des aspects de l'homme est la plus grande faute qu'on puisse commettre dans l'éducation; c'est la source de toutes nos erreurs, de toutes nos disputes, nous osons dire de tous nos malheurs.

L'étude de l'anatomie physiologique est aussi devenue, de nos jours, pour la jeunesse des deux sexes, la seule sauvegarde de ses mœurs. Elle est le seul préservatif ou curatif efficace de ce vice honteux, de cette contagion qui envahit de plus en plus les établissements d'instruction publique et qui moissonne ou rachitise la population dans sa fleur. Cette science, d'ailleurs, a un grand attrait pour les enfants, qui l'apprennent avec une facilité surprenante. Nous avons vu des jeunes filles de 10 à 15 ans et des jeunes garçons de 7 à 10 ans répondre sur les généralités de l'anatomie et de la physiologie avec plus d'aplomb que beaucoup d'élèves en médecine de troisième et de quatrième année; nous les avons vus déplacer et replacer, comme en se jouant, les cent trente pièces qui composent l'homme anatomique du Dr Auzou, et désigner imperturbablement par leurs noms les onze cent quinze objets de détails qui s'y trouvent. Par cette admirable invention, l'étude de l'anatomie et de la physiologie est maintenant à la portée de tout le monde, des ignorants, des savants, des femmes, des enfants, etc. Aussi quelques femmes distinguées, qui comprennent de quelle importance ces notions peuvent être pour une mère de famille, sont-elles assidues au cours si intéressant d'*anatomie clastique* du docteur Auzou (1).

L'une d'elles nous disait dernièrement : « Le plaisir et le bonheur que j'ai goûtés dans cette étude sont inexprimables ; les phénomènes que la physiologie déroule à nos yeux sont si nouveaux et si sublimes, si saisissants, que chaque fois que j'assistais à l'une des ineffaçables leçons du docteur Auzou, j'étais tentée de maudire les maîtres qui m'avaient laissé ignorer ce luxe de merveilles que chacun de nous porte dans son corps et à l'analyse desquelles j'ai dû les plus vives jouissances intellectuelles et morales que j'aie jamais goutées. »

Etudiez donc aussi, chère lectrice, la physiologie, et si quelque docteur scandalisé venait à se moquer de vous, répondez-lui comme fit Archimède à un épicier de Syracuse qui lui demandait à quoi

---

(1) Ces cours ont lieu chaque année, le dimanche et le jeudi, à une heure, rue Antoine Dubois, n° 2, près l'École de médecine.

lui servirait sa science : « Il faut aimer et cultiver la science, non-seulement parce qu'elle est utile, mais encore parce qu'elle est divine. »

Les médecins, nous le savons, n'aiment pas à voir les gens du monde s'occuper de médecine. Ils craignent, disent-ils, le danger des études superficielles.

Ce scrupule est très-louable, sans doute, mais il est fâcheux, messieurs, qu'il ne vous soit pas venu plus tôt. Car si l'étude superficielle de la médecine est dangereuse, vous avouerez bien que c'est surtout chez ceux qui se proposent d'être médecins un jour. Or, avez-vous oublié comment vous avez, pour la plupart, employé les quatre années de votre noviciat médical, et n'est-il pas vrai que vous étiez généralement beaucoup moins fort sur l'anatomie, la pathologie et la thérapeutique, que sur la physiologie de ... l'estaminet, de la grisette et de la Chaumière !

Dites-moi si l'homme du monde qui étudie la médecine par goût et pour être utile à lui-même et aux êtres qui lui sont chers, n'est pas plus intéressé à le faire d'une manière sérieuse et profonde que celui qui l'étudie pour se créer une position dans le monde ?

Le diplôme et la patente, ces deux choses qui manquèrent sans doute à ton honorabilité et à ta gloire, ô Hippocrate, et sans lesquelles tu serais aujourd'hui poursuivi pour exercice illégal de la médecine, le diplôme et la patente suppléeraient-ils, par hasard, aux consciencieuses et fortes études et seraient-ils la double forme sous laquelle l'esprit d'Esculape descendrait sur un docteur pour lui octroyer subitement et du même coup le don de la science et de l'infaillibilité ?

L'expérience, hélas ! nous apprend tristement le contraire et nous donnerait presqu'à penser que les médecins, avec leur semblant d'opposition à la maladie, ne sont que ses compères travaillant avec elle à maintenir l'équilibre de population sur la terre (1).

Il paraît que c'est là l'opinion des tables parlantes. Un médecin comme nous incrédule à leur endroit, demandait l'autre jour, en français, à un joli petit guéridon en bois de rose, des nouvelles de l'autre monde ; le guéridon lui répondit malicieusement en latin : » *Non mortui laudabunt te, Domine* ; les morts ne vous y loueront point, docteur. »

Mais, nous demandera-t-on, si ce n'est pas à cause du danger des études superficielles que les médecins voient de mauvais œil les profanes se mêler de médecine, quel peut être le motif de leur répugnance ?

Le vrai motif, c'est la crainte de votre contrôle, ô bon lecteur *purgeable*, *saignable* et *taillable* à merci ; et vous aurez l'explication de cette crainte si vous voulez bien lire avec l'attention qu'ils méri-

---

(1) Il y a dans le corps médical beaucoup d'hommes fort instruits dans toutes les sciences accessoires de la *thérapeutique;* malheureusement, ce sont des savants qui savent tout hors guérir. Mais en refusant à la plupart des médecins la science qui guérit, nous leur accordons volontiers une générosité qui les honore. Le médecin et le prêtre sont les plus compatissants et les plus généreux des êtres, après la femme et le chien, toutefois.

tent les deux chapitres suivants, justificatifs du titre de celui-ci : *Nécessité des études médicales pour les gens du monde.*

CHAPITRE II.

Coup-d'œil sur l'histoire de la Médecine.

La médecine date du premier soulagement cherché à la douleur, qui est aussi vieille que l'homme sur la terre.

Jusqu'ici, l'histoire de la médecine est plutôt le récit des souffrances humaines et des vains efforts tentés pour les soulager, qu'un exposé des moyens de guérison trouvés par les médecins pour ces souffrances. Ce n'est guère, hélas ! que le tableau de l'impuissance de l'art et de ses ravages.

Dans tous les temps, les hommes ont considéré avec raison la santé comme le premier des biens du corps. Aussi, ont-ils toujours fait les plus grands efforts pour la conserver et surtout pour la recouvrer.

Au premier âge de l'humanité, les maladies, aujourd'hui si nombreuses, fruit de la civilisation et de l'abus d'une liberté développée dans sa plénitude, étaient en petit nombre ; elles étaient limitées, comme les besoins de l'homme, et restreintes comme son libre arbitre endormi encore presque tout entier dans l'instinct. Elles se réduisaient alors, comme chez les animaux, à quelques plaies, à quelques luxations que la nature guérissait comme elle guérit encore maintenant la plupart des maladies intérieures. La fièvre, l'inflammation n'ont certes pas de plus grands ennemis qu'elles-mêmes, ou plutôt elles sont de précieux secours contre les causes de mort qui s'engendrent dans le corps humain. Mais impatients de la lenteur des opérations de la nature, les hommes voulurent lui venir en aide. Peu habitués aux observations, ils crurent avoir guéri une maladie parce qu'à la suite de l'administration d'un médicament le mal avait disparu. Dans les cas semblables en apparence qui se représentèrent, la même médication fut donc pratiquée et ainsi naquit l'empirisme. Cette méthode, qui paraît vraie tout d'abord, est fausse cependant, car, dans aucun cas, deux maladies ne peuvent être absolument semblables.

L'empirisme, mais un empirisme domestique et populaire, un empirisme enfant de l'aveugle instinct, telle est donc la première période de la médecine.

Les malades guéris, en allant dans les temples remercier les dieux, prirent l'habitude d'appendre aux murailles, en témoignage de leur reconnaissance, des *ex voto* qui portaient avec le nom du malade le nom de la maladie et celui du remède qui avait opéré la guérison.

C'est chez les Egyptiens que l'on trouve les plus anciens livres de médecine connus. Le recueil hermétique, ou livre sacré de l'antique Egypte, contient six volumes sur l'art de guérir. Ils furent composés par les prêtres, qui s'emparèrent des recettes déposées par les malades dans les temples, et s'attribuèrent ainsi exclusivement l'expérience des siècles.

Chez les peuples primitifs, les prêtres étaient toujours médecins. Les civilisés, qui ont séparé l'art de guérir le corps de celui de guérir l'âme se sont montrés en cela beaucoup moins sages que les sauvages.

A l'exemple des Egyptiens, les Grecs suspendaient dans leurs temples, dispensaires sacrés, espèces de maisons de santé situées sur les lieux élevés et entourées d'arbres, des tablettes votives portant également le nom du malade, celui de sa maladie et le nom du médicament réputé vainqueur du mal.

Mélampe et Chiron, qui faisait ses cours dans une grotte, sont les premiers parmi les Grecs qui se soient illustrés dans la pratique de la médecine. Disciple de Chiron, Esculape surpassa son maître au point de mériter les honneurs divins. Un temple, qui était desservi par des prêtres nommés Asclépiades, lui fut élevé à Epidaure. Rien de plus simple que sa méthode. Il se faisait, dit-on, suivre toujours par un chien et par une chèvre, se servant de la langue de l'un pour les ulcères, et du lait de l'autre pour les maladies de poitrine. Nous ne sommes point étonné de ses succès, car de nos jours les praticiens les moins malheureux sont ceux qui se rapprochent le plus de la méthode d'Esculape.

Le dieu de la médecine était représenté sous la figure d'un vieillard, pour montrer que l'art de guérir doit être surtout le fruit de l'expérience. Les Asclépiades ne donnaient leurs consultations que dans les temples; les visites à domicile ne commencèrent qu'à la dispersion des pythagoriciens devant les persécutions politiques dont ils furent l'objet.

Hippocrate, de Cos, qui vivait environ 500 ans avant J.-C., fut le premier médecin grec qui entreprit de faire sortir la médecine de la mythologie et des légendes, et de réunir en un corps de doctrine les préceptes traditionnels généralement admis par les thérapeutes de son temps, en cherchant à les éclairer par sa propre observation.

Les traités, en grand nombre, publiés sous son nom, qui exposent ces doctrines sont parvenus jusqu'à nous.

« Les uns contiennent une théorie fondée sur le chaud et le froid, le sec et l'humide, sur les quatre éléments des anciens, sur la puissance des nombres et l'influence des astres. On y trouve une anatomie grossière, l'explication des symptômes par les vices des humeurs, une physiologie dégoûtante, quelques traces de superstition et d'astrologie, et une thérapeutique insuffisante et ridicule. Quelques-uns, tels que les Aphorismes, les Prénotions, les Épidémies, 1er et 3e livre, le Traité des airs, des eaux et des lieux, ouvrages que tous les critiques s'accordent à attribuer à Hippocrate lui-même, sont remarquables par la concision et la vérité des peintures, et le soin, toujours constant, d'appeler l'attention du lecteur sur les dérangements des principales fonctions.

» D'autres, au contraire, sont diffus, pleins de répétitions et semblent être la paraphrase des précédents. On les attribue à ses disciples (1). »

Selon Hippocrate, il existe quatre espèce d'hu-

(1) Broussais.

meurs : le sang, la pituite, la bile jaune ou bile proprement dite, et la bile noire ou l'atrabile.

Il considère l'état fébrile, et généralement les maladies aigües, comme une violente effervescence du sang et des humeurs qui doit se terminer par l'élimination de ces dernières quand elles auront subi l'élaboration qu'il appelle coction; c'est la crise, c'est-à-dire le moment où se termine le combat entre le corps et la maladie. C'est à l'appréciation des signes extérieurs de ce duel à outrance qu'Hippocrate s'est particulièrement exercé, et c'est là son principal mérite. Il possédait au plus haut degré le talent de peindre les signes qui présagent la mort et ceux qui donnent l'espoir d'une heureuse terminaison, et annonçait avec une rare sagacité la marche que doit suivre une maladie.

Hippocrate faisait le plus grand cas de cette science, et cela doit être encore aujourd'hui : «Quand on possède si peu de moyen de guérison, dit Broussais, il faut qu'au moins le médecin puisse dire d'avance ce qui arrivera, pour que les événements funestes ne lui soient point imputés, mais qu'on s'en prenne uniquement à la gravité du mal. »

Aussi Hippocrate, dans ses pronostics, est-il prodigue de sentences de mort ; ce qui prouve que les ressources de son art étaient loin d'être au niveau de ses besoins.

D'après sa manière d'envisager les maladies, toute la thérapeutique du père de la médecine consistait dans l'art d'éliminer par les purgations, les vomitifs, les saignées et tous les moyens évacuants, les matières morbifiques en turgescence, en agitation, et de confier ensuite à la nature le travail de coction, si les premières évacuations n'avaient pas arrêté la maladie. Quand l'état fébrile avait acquis toute son intensité, il attendait tout alors de l'autocratie de la nature, de la crise; et ses remèdes se bornaient à la diète, à l'emploi de l'eau d'orge, de l'hydromel, des lotions et des moyens de propreté.

Tels sont encore les éléments de la pratique moderne.

On a dit à tort qu'Hippocrate s'était toujours borné à l'observation et à l'expérience. En effet, outre sa théorie de la coction, etc., il admettait une cause unique des maladies. Or, cette croyance devait nécessairement influer sur sa pratique et la rendre systématique. Ecoutons plutôt parler Hippocrate lui-même: «Toutes les maladies paraissent sous une seule et même forme, dit-il dans son *Traité des vents*, la diversité des lieux fait seule leur différence. Aussi elles diffèrent entre elles, quoique d'origine et d'espèce semblable. C'est ce que je vais tâcher de démontrer dans ce discours. »

Puis il cherche à prouver que c'est l'air qui est la cause unique de toutes les affections morbides.

Il est si sûr de ce qu'il avance, qu'il ajoute, fin du même traité : « Je suis parvenu, dans mon discours, jusqu'à l'examen de quelques maladies et affections particulières dans lesquelles cette hypothèse m'a paru vraie. Si je voulais, je pourrais l'étendre à toutes les infirmités ; je le pourrais, mais mon discours, beaucoup plus long, ne serait, d'ailleurs, ni plus certain, ni même plus vraisemblable. » Ainsi donc, l'oracle de Cos a très-bien pu servir de modèle aux étiologistes et à tous les faiseurs de systèmes qui sont venus après lui.

Rendons néanmoins à Hippocrate la justice de dire qu'il fut le premier qui reconnut l'influence de l'atmosphère, des saisons et des lieux sur le physique et le moral de l'homme ; qu'il fut excellent observateur, habile et sagace pronostiqueur ; qu'il dresse admirablement un tableau de symptômes ; qu'il apporte dans l'étude des phénomènes morbides, une attention, un scrupule, une franchise qui devraient servir de modèle à tous les médecins, et que ce n'est qu'en marchant sûr ses traces qu'on peut espérer d'arriver à la découverte de la vérité médicale. Disons surtout qu'il apprit à connaître la puissance médicatrice de la nature, et dut la plupart de ses succès à l'expectation.

Malheureusement, une chose fondamentale manque à Hippocrate, c'est la connaissance des effets pathogénétiques des médicaments sur l'homme sain, de leurs vertus spécifiques. Cependant il a la gloire d'avoir posé en quelques aphorismes particuliers, qu'il sut même généraliser, la base de la thérapeutique et celle d'un diagnostic certain.

La marche d'Hippocrate était trop pénible pour être longtemps suivie par ses successeurs. L'impatience des malades, la paresse et la vanité des médecins, et leur folle prétention de paraître créateurs, fit bientôt oublier les principes du sage de Cos. Les uns revinrent à l'empirisme, mais à un empirisme corrompu depuis par une fausse philosophie. D'autres se jetèrent à corps perdu dans les systèmes où la médecine s'est fourvoyée jusqu'à nos jours. Les systèmes peuvent bien parfois jeter la lumière dans les sciences physiques, mais en médecine ils ne produisent que les ténèbres.

Aristote, qui avait étudié l'art de guérir plus en naturaliste et en philosophe qu'en praticien, rechercha le principe et les lois de la vie organique, mais ne fit pas avancer d'un seul pas la thérapeutique.

Asclépiade, esprit transcendant, mais avide de gloire se posa en novateur. Il simplifia la médecine, qu'il sut mettre à la portée des Romains. Ceux-ci charmés de comprendre quelque chose à ce qui leur avait paru jusqu'alors une énigme, firent retentir de son nom la ville éternelle.

Un disciple d'Asclépiade, Thémison, qui vivait 50 ans avant l'ère chrétienne, établit sous le nom de *méthodisme* une doctrine fondée sur des considérations prises de la texture et de la constitution apparente de l'homme. Il réduisit les maladies à trois modifications de cette constitution : le *strictum*, le *laxum* et le *medium*, et professait que toutes les maladies avaient leur cause dans un défaut ou un excès de force. C'est sur cette théorie qu'ont été greffées les doctrines des solidistes modernes, Brown, Rasori, Pinel et Broussais.

Celse, qui vécut sous Auguste, Tibère et Caligula, fit de l'éclectisme. Tout en se rapprochant d'Hippocrate, il prit l'hypothèse de Thémison pour base de sa méthode et de ses raisonnements. C'était un bon observateur, qui faisait consister les principales ressources de la thérapeutique dans une sage application du régime. On doute qu'il ait exercé la médecine. Celse, surnommé le Cicéron des médecins, fut un savant universel. On trouve dans ses livres, dit Boerhaave, bien des choses qui passent aujourd'hui pour être nouvelles.

Jusqu'au temps de Galien, qui appartient au deuxième siècle de notre ère, les médecins tinrent peu de compte des humeurs dans leur manière d'envisager les maladies et de les traiter. Tendre ou relâcher la fibre selon la laxité ou la tension des tissus était le but de leur pratique. Les remèdes extérieurs, tels que les bains, les frictions, les ventouses, les sangsues, les cataplasmes, l'exercice, etc., formaient en partie, avec la diète et le régime, la base de leur thérapeutique. C'est la première époque du solidisme.

Galien, fougueux disciple d'Aristote, essaya de concilier les doctrines de son maître avec celles d'Hippocrate. Plein de jactance et de talents, et se disant inspiré de la divinité, il combattit avec l'arme du ridicule les doctrines de son temps, et parvint à renverser l'édifice du solidisme.

Galien fait concorder les maladies avec les quatre humeurs, qu'il associe au chaud, au froid, au sec et à l'humide d'Hippocrate. D'après lui, les tempéraments sanguins sont sujets aux maladies inflammatoires; les bilieux, aux bilieuses; les phlegmatiques, à celles qui résultent de l'inflammation de la pituite; et les mélancoliques sont tourmentés par la bile noire. Ses dogmes favoris sont la prédominance ou la combinaison des quatre humeurs ; la corruption du sang, son inflammation; la théorie des coctions et des crises d'Hippocrate; le calcul des jours indicateurs, préparateurs, secrétoires, critiques, etc., et son axiôme : *les contraires se guérissent par les contraires*.

A part quelques modifications motivées d'après les différences d'opinions sur la nature des causes qui peuvent altérer les humeurs, ces doctrines ne sont-elles pas encore tout le fond de la médecine actuelle ?

A Galien succèdent quelques compilateurs célèbres : Oribase, Aétius, Alexandre de Tralles, Paul d'Egine, dont le seul mérite consiste à résumer les travaux de leurs devanciers.

Puis viennent les invasions des Barbares, qui, en détruisant l'empire romain, étouffent momentanément sous ses ruines le germe de toutes les sciences. Pendant plusieurs siècles l'Europe est en proie à l'ignorance, et l'empirisme médical renaît de ses cendres pour régner sans partage sur des esprits superstitieux. Mais bientôt une révolution change la face de la terre : les Arabes, conduits par quelques grands princes, viennent hériter de deux civilisations mortes; ils se répandent partout, recherchant et ramassant les débris de l'érudition ancienne, recomposant les bibliothèques, et, plus tolérants que les chrétiens, accueillant les hérétiques excommuniés et pourchassés. Ils traduisent et commentent sans fin Aristote et Galien. Naturellement enclins aux recherches abstraites, ils renchérissent sur les subtilités des Péripatéticiens.

L'empire de Galien s'étend par toute l'Europe avec les armes, les arts et les sciences des Arabes.

Rhasès, Haly-Abbas, Albucaris et Avicenne sont les noms saillants des médecins de la période arabique.

Les savants arabes, chassés de Constantinople par les Turcs, en 1400, abordent en Italie où ils répandent les doctrines d'Aristote et de Galien qui y règnent despotiquement jusqu'à Paracelse.

Deux ou trois siècles auparavant avait fleuri l'école de Salerne qui n'a guère laissé que des compilations et quelques sages préceptes de régime et d'hygiène.

Paracelse, médecin Suisse, né en 1493, et mort en 1541, vint ensuite ; homme de génie, fou sublime qui battit en brèche toute l'antiquité et ressuscita contre Galien cet axiome inauguré par Hippocrate *les semblables guérissent par les semblables*, axiome qui devait plus tard servir de base scientifique à l'art de guérir.

Comme dans Celse, on trouve dans son antagoniste Paracelse bien des choses que le 19e siècle nous donne pour des inventions récentes.

Vers la fin du 16e siècle, une division éclata entre les disciples de Galien. Il y eut les humoristes purs, fidèles aux enseignements du maître, et ceux qui amalgamèrent à sa doctrine les théories des Iatro-Chimistes, dont Paracelse avait été le père. Cette secte, qui compte parmi ses fondateurs, Senner et Sylvius de Lesboë, professait que toutes les maladies étaient causées par des matières acides, alcalines, sulfureuses, etc.; et que le traitement devait avoir pour objet de neutraliser ces principes morbifiques.

D'autres, sans doute des disciples de Paracelse, pratiquaient la *méthode des semblables*, comme cela ressort évidemment d'un passage des lettres de saint François de Sales que nous citons plus loin.

La secte des Iatro-Chimistes l'emporta, mais son triomphe ne fut pas de longue durée. Elle dut bientôt céder à la Iatro-Mécanique le sceptre de l'opinion. Les iatro-mécaniciens Borelli, Baglivi et Boerhaave essayèrent de rendre aux solides leur ancienne prépondérance sur les liquides. Ils appliquèrent à l'économie animale les lois de l'hydraulique. On ne vit plus dans le corps humain que coins, poulies et leviers. Ils donnèrent ainsi à leurs hypothèses des airs de précision mathématique qui valurent une grande vogue à cette doctrine dont Descartes fut le véritable fondateur.

Cet immense génie, non content d'avoir détrôné Aristote, avait voulu poser les bases d'une réforme médicale. Malheureusement, trop impétueux dans sa marche, au lieu de faire l'histoire de l'homme, il le fit sortir tout créé de sa féconde imagination. Il avait donné l'exemple des hypothèses, on ne suivit que trop dans cette voie, et l'on n'en sortit qu'après avoir épuisé le monde des chimères.

Jusque là les médecins avaient cherché la cause des maladies, tantôt dans la corruption ou la prédominance des humeurs, tantôt dans certaines dispositions dont les seuls solides leur paraissaient susceptibles. Athénée vint protester contre cette activité de la matière et proclamer, d'après les philosophes spiritualistes, l'âme ou l'esprit comme le principe régulateur des phénomènes de l'univers. Il fit dépendre la santé de l'équilibre de ce principe, et l'état morbide de ses aberrations.

Cette doctrine fut adoptée par Van-Helmont, et principalement par Stahl, son disciple. L'un et l'autre attribuèrent les maladies au désaccord d'un principe intérieur intelligent, qu'ils appelaient : le premier, *archée;* le second, *âme.*

Plein de l'idée que la sagesse créatrice avait dû

placer dans l'être créé les éléments de sa conserva tion, Sthal considérait *l'action naturelle* des organes comme un résultat de la direction régulière de l'âme gubernatrice, de la distribution égale et bien ordonnée de l'esprit vital, et la maladie comme dépendant de tout ce qui pouvait troubler l'action normale de ce principe, et d'un effort de la nature tendant à en rétablir l'équilibre. Sa pratique était surtout expectante.

Hoffmann et Cullen admirent ces explications de l'état sain et de l'état morbide ; mais ils attribuèrent, le premier, au fluide nervenx, le second, aux nerfs seulement, sans y reconnaître de fluide, ce que Stahl et Van-Helmont faisaient dépendre d'un principe intelligent.

Sauvage, métaphysicien et mécanicien habile, premier chef de la doctrine particulière à l'école de Montpellier associa le vitalisme de Sthal au mécanisme de Boerhaave. Lui aussi il voyait dans le corps vivant une puissance conservatrice qui réagissait, par les nerfs, sur les causes perturbatrices. D'après une idée de Sydenham, il entreprit la division et la classification des maladies, dans le but prétendu d'en faciliter le traitement, et fut ainsi le premier des nosologistes; mais il érigea en maladies une foule de symptômes particuliers.

Les théories systématiques, comme nous le voyons, ne faisaient pas défaut; elles encombraient les avenues et le domaine de la médecine.

L'étiologie des maladies préoccupait uniquement les médecins, comme si la connaissance des causes premières avait pu leur être de quelque utilité au lit des malades. Il importait bien en effet de savoir si les maladies venaient soit de certaines dispositions des solides, soit des diverses altérations des humeurs, soit des aberrations du principe vital, quand on n'avait pas de remèdes à leur opposer.

Néanmoins, cette fureur étiologique, loin de se ralentir, sembla croître en raison directe de l'impuissance humaine à pénétrer les mystères de l'essence intime des choses et de la causalité. Partant de ce principe que la vie ne s'entretient que par les stimulants externes et internes, l'Ecossais Brown, disciple de Cullen, conclut que toute maladie dépendait toujours du trop ou du trop peu d'excitation des systèmes nerveux et musculaires, qu'il regardait comme le siége spécial de l'irritabilité. En conséquence, il divisa les maladies en deux espèces : les sthéniques résultant d'une surexcitation, et les asthéniques, d'une subexcitation de ces systèmes. Toute sa pratique était stimulante.

Dégoûtés des théories contradictoires des solidistes, des humoristes, des chimistes, des mécaniciens, des empiriques, etc., et séduits par la simplicité des idées de Brown, ses contemporains les embrassèrent avec enthousiasme. L'Europe entière, pendant longtemps, subit le joug du Brownisme qui alla même exercer ses ravages jusque dans le Nouveau-Monde.

L'Italie l'avait accueilli avec frénésie : il y fut pratiqué sans restriction jusqu'à la fin du 18e siècle, époque où Rasori osa proclamer des contre-stimulants.

En Allemagne, en Angleterre, en Espagne et en France, il fut plus ou moins modifié par son mélange aux doctrines anciennes et modernes ; mais le fléau, étendu d'empirisme, de mécanico-humorisme, etc., ne perdit rien de son intensité, et continua pendant de longues années à décimer les populations.

Cependant Bordeu, parti du stahlianisme, remontait vers Hippocrate, et assujettissait toutes les maladies aux coctions et aux crises. Il entremêla à ces idées les éléments du brownisme, en rattachant les maladies aux organes. Il tint longtemps en France le sceptre médical.

Barthez lui succéda : homme de cabinet, il négligea l'expérience et fonda son système sur les livres. A l'âme intelligente de Stahl, il substitua un principe vital intelligent, et remplaça l'*animisme* par un *vitalisme* qu'il faisait remonter jusqu'à Platon et à Pythagore. Barthez s'amusa aussi à classer les erreurs de ses devanciers.

Un peu plus tard, Cabanis, médecin-philosophe, voulant peut-être égayer par une plaisanterie l'histoire si peu amusante de la médecine, entreprit de prouver que les hypothèses, les systèmes plus ou moins absurdes que nous avons vus jusqu'ici se succéder et se détruire, formaient une science rigoureuse digne de prendre place à côté des sciences démonstratives. Il s'appuyait sur ce raisonnement, que si les médecins sont divisés d'opinions, cependant leur pratique, quant au fond, est toujours la même dans les mêmes maladies : « comme s'il eût oublié que l'école d'Hippocrate laissait marcher ; que les chimistes, au contraire, opposaient les acides et les al calis ; qu'après Harvey on saigna dans toutes les maladies ; qu'Hoffmann a mis en vogue les antispasmodiques, et Brown les stimulants, par toute l'Europe, pendant des siècles ; que Stoll fit régner l'émétique ; que Morton, Torti et Verloff ont fait, du quinquina, la panacée universelle de toutes les fièvres intermittentes, etc., etc. (1). »

Plaisante ou sérieuse, l'idée de Cabanis fut acceptée par Pinel comme une vérité démontrée. Supposant la science assise sur des bases inébranlables, il se plut à ranger philosophiquement et à décrire les maladies dans un ouvrage qu'il appela pompeusement *Nosographie philosophique*.

Tandis que la médecine s'égarait dans les rêveries métaphysiques des étiologistes, dans les classifications et les descriptions des nosologistes et des nosographes, et trônait parmi les ruines d'une pratique expectante et le plus souvent incendiaire, les sciences naturelles, telles que la chimie, l'anatomie, la physiologie, etc., marchaient à pas de géants, et bientôt s'immisçaient, comme accessoires nécessaires, à l'art de guérir.

La médecine, remorquée par elles, espéra un instant sortir de l'ornière profonde où elle stationne tout-à-l'heure depuis trois mille ans. Vain espoir ! La chimie, l'anatomie pathologique, etc., appliquées à l'art d'Hippocrate, le revêtirent d'une couche de vernis scientifique qui se fondit au soleil de l'expérience et sous la main du praticien. La physiologie étudia les causes de la vie ; elle expliquait admirablement l'usage et le jeu des organes et des appareils dans les principales fonctions ; l'ouverture des cadavres fit bien voir le siége et le ravage de la maladie ; elle apprit à Bichat à connaître l'état sain par l'état malade, et réciproquement. Il est vrai que la chimie

(1) Broussais.

trouva des contrepoisons et fut de quelque utilité à la médecine légale, mais c'est tout. Ces sciences n'indiquèrent point une thérapeutique plus rationnelle ni plus sûre. Le médecin, métamorphosé en savant, sut tout hors guérir.

Enfin parut Broussais. Prétendant faire sortir la médecine du *vague et de l'incertitude où elle était restée jusqu'à lui*, il commença par démolir le vieil édifice de la vieille médecine, et dans les déblais, ramassant les idées de Van-Helmont, de Baglivi surtout, de Réga et de Prost (1), il les posa comme première pierre de la théorie, soi-disant nouvelle qu'il élevait et qu'il baptisait du nom de *médecine physiologique*.

Cette théorie ramène la plupart des maladies à un principe commun et cherche à déterminer l'essence de l'état morbide. Ce principe commun est l'irritation ou l'inflammation dont le siége est l'estomac, à l'influence duquel sont subordonnés tous les autres organes. Broussais n'admet pas de maladies générales ; elles ont toutes, selon lui, des foyers déterminés, elles sont toutes locales.

Ses moyens curatifs, conformes au vieux principe *contraria contrariis*, le seul qui soit commun à presque tous les médecins depuis Hippocrate, sont

(1) Rega et Van-Helmont appellent l'estomac *le receptacle de toutes les maladies*.

Baglivi regardait aussi l'estomac comme le siége de toutes les maladies. Son traitement était antiphlogistique; il saignait et recommandait de *fuir comme la peste tous les purgatifs*. Prost considère les fièvres de nature inflammatoire et leur donne pour siége l'estomac et l'intestin grêle.

les antiphlogistiques, tels que la saignée, les sangsues, les émollients, l'eau de gomme, les boissons acidulées et autres substances de semblable nature dont il est fort généreux. Quant aux stimulants, tels que l'émétique, les toniques, les purgatifs, etc., il les employait très-rarement et à la plus petite dose, dans le très-petit nombre de maladies qu'il attribuait à la faiblesse, de crainte d'irriter l'estomac.

Voilà ce système qui a fait tant de bruit, il y a vingt-cinq ans. C'est pour cette admirable découverte que l'école saignante a élevé une statue au fondateur de la *médecine physiologique*, que des confrères surnommaient plaisamment *le père la gastrite*, à cause de sa prédilection pour cette maladie, qui lui faisait oublier presque toutes les autres.

Il faut reconnaître, néanmoins, que Broussais a bien mérité de l'humanité, en réduisant immensément le nombre des préparations pharmaceutiques; en proscrivant les remèdes composés, ces prescriptions énergiques, ces dégoûtantes potions selon la formule qui ruinaient la santé et la bourse des malades.

La médecine physiologique, qui rencontra d'abord une très-vive opposition, fut de mode pendant quelques années, et ensuite complétement abandonnée.

Aujourd'hui, c'est l'éclectisme qui règne en médecine.

Nos docteurs contemporains croient sérieusement que pour trouver le bon sens de la médecine, il faut le chercher dans toutes les doctrines. Ils s'imaginent faire sortir de l'amalgame des systèmes cette vérité médicale qu'ils n'ont pu rencontrer dans aucun en particulier. Et notez bien que ce n'est point d'un éclectisme absolu qu'il s'agit, sanctionné par un concile général des pères de la science ; oh ! non pas ; ce serait un trop beau spectacle que cet accord unanime des médecins ! L'éclectisme actuel est de l'individualisme pur. Chaque médecin doit extraire de chaque système ce qu'il estime en être la quintessence, et gâcher ensemble toutes ces quintessences partielles, afin d'en composer son galimatias éclectique spécial pour les besoins de sa pratique. De sorte qu'aujourd'hui, où l'on prétend qu'il n'y a plus de système dominant dans l'art de guérir, nous sommes à la merci de ce monstrueux principe : *il y aura désormais en médecine autant de systèmes que de médecins* ; c'est-à-dire qu'un diplôme n'est qu'un bouclier contre l'article 302 du Code pénal !

Dieu ! veillez sur l'espèce humaine !

D'après ce précis à vol d'oiseau, il semblerait naturel de conclure que depuis vingt-trois siècles la médecine n'a pas fait un pas, et que pour y rencontrer quelque trace de sens commun il faut remonter jusqu'à Hippocrate.

Cette conclusion, comme nous le verrons tout à l'heure, est celle de plusieurs membres de l'Académie de médecine ; mais elle n'est pas la nôtre.

Hippocrate et Paracelse avaient dit : *que les semblables guérissent par les semblables.*

Or, 300 ans environ après Paracelse, en 1790, un médecin allemand, le célèbre Hannemann, montrait que cet axiome, que nous prouverons être aussi une loi universelle de la nature, est la loi véritable de la thérapeutique, et fondait sur cette loi la *science* et l'*art homœopathiques.* Si donc l'Homœopathie est la vérité ou même seulement une vérité médicale, il est évident que la médecine a progressé. Nous espérons démontrer ce progrès d'une manière sans réplique dans le cours de cet ouvrage. Mais, en attendant, nous cédons la parole aux pères du concile qui va s'ouvrir pour juger la médecine officielle de tous les temps.

CHAPITRE III.

La médecine jugée par les médecins.

> Que celui qui a des oreilles pour entendre écoute. (*L'Évangile.*)
>
> Médecine, pauvre science!
> Médecins, pauvres savants!
> Malades, pauvres victimes!
>
> (Dr Frappart, ami et médecin de Broussais.)

Ce tableau rapide, mais trop peu énergique des révolutions médicales, c'est-à-dire des systèmes de thérapeutique qui se sont succédé et détruits depuis vingt-trois siècles, suffirait seul à nous montrer que, jusqu'ici, la médecine s'est toujours trompée, c'est-à-dire a toujours tué, car l'erreur dans l'art d'Hippocrate, c'est la mort.

Mais il nous semble piquant, autant qu'instructif, de mettre en scène, dans un concile public, les médecins eux-mêmes. Écoutons donc les foudres d'excommunication lancées contre la médecine par les princes de l'Église médicale :

D'abord c'est l'oracle de Cos :

« Un médecin prescrit une diète sévère, un autre permet des aliments, survient un troisième qui les défend. De sorte qu'il n'est pas étonnant qu'on dise alors de l'art médical qu'il ressemble à la science des augures. » (HIPPOCRATE, *Du régime dans les maladies aiguës.*)

Platon, qui était médecin, ainsi que tous les grands philosophes de la Grèce, « regardait la médecine comme aussi préjudiciable aux particuliers qu'à la société. » (Le *Mercure* de février 1772.)

Asclépiade disait que « le devoir d'un médecin est de guérir d'une manière *prompte*, *sûre* et *agréable.* »

« Les nôtres, dit Patin, qui rapporte les paroles d'Asclépiade, vous envoient en l'autre monde *sûrement* et *promptement*.

Quelle différence entre les médecins ! » (*Patiniana*, p. 80.)

Guy-Patin, dans son horreur de la médecine, qu'il appelle l'ART DE DEVINER, va jusqu'à proscrire l'usage des eaux minérales :

« Elles sont plus célèbres que salubres, dit-il ; je m'en tiens à l'expérience journalière comme aussi à l'autorité d'Hippocrate, d'Aristote, de Galien, qui les ont assez improuvées... Pline les appelait une amusette pour occuper les convalescents. » (T. Ier, *Lettre* 67, p. 214, et t. III, *Lettre* 362, p. 96.

Paracelse, qui avait pressenti les plus importantes découvertes de la chimie moderne, et qui était sur la voie de la véritable médecine, s'exprime ainsi sur les thérapeutes de son temps :

« Ce qui fait un médecin, ce sont les cures et non pas les empereurs, les papes, les facultés, les priviléges, les académies... Quoi, parce que je guéris le mal vénérien, qui n'épargne ni peuples ni potentats, vous me traînez dans la boue ! Vous êtes de la race des vipères et je ne dois attendre de vous que du venin... Imposteurs !... vous ignorez même les simples... Je ne vous confierais pas un chien... Vous me reprochez de perdre aussi des malades... Est-ce que je puis ramener de la mort ceux que vous avez déjà tués ?... Quand vous avez donné à un tel une demi-livre de vif-argent, à tel autre une livre; quand ce vif-argent est dans la moëlle, qu'il coule dans les veines, qu'il adhère aux articulations, comment réparer le mal ?... Vous parlez d'anatomie, vous disséquez des pendus... plût à Dieu que vous vissiez des malades ! Devant le mal vous restez comme un veau devant un évêque !... » (*Paracelse cité par M. Fauvety, dans la Revue philosophique de janvier* 1856.)

Ces paroles de Paracelse feront comprendre pourquoi les médecins modernes s'accordent avec les anciens médecins pour faire de cet homme de génie un fou et un charlatan.

Écoutons maintenant le célèbre Boerhaave :

« Si l'on vient à peser mûrement le bien qu'a procuré aux hommes une poignée de vrais fils d'Esculape, et le mal que l'immense quantité des médecins a fait au genre humain, depuis l'origine de l'art jusqu'à ce jour, on pensera sans doute qu'il serait plus avantageux qu'il n'y eut jamais eu de médecins dans le monde. » (*Inst. méd.*, p. 401.)

Aussi Boerhaave avait-il ordonné, par son testament, qu'on brûlât tous ses livres et tous ses papiers, à l'exception d'un grand volume doré sur couvertures et sur tranches. Cet in-folio, qu'on croyait renfermer les plus beaux secrets de la médecine, ne contenait que des pages blanches, à l'exception de la première, sur laquelle on lisait : « CONSERVEZ-VOUS LA TÊTE FRAÎCHE, LES PIEDS CHAUDS, LE VENTRE LIBRE, ET MOQUEZ-VOUS DES MÉDECINS ! »

Stahl, Pierre Franck et Girtanner, blanchis dans la science et dans l'art, pensaient comme Boerhaave.

Stahl évalue à 7 sur 10 le nombre des malades qui succombent à des médicaments donnés en temps inopportun ou en trop grande quantité.

Le même Stahl, cité par Alibert dans les *Prolégomènes de thérapeutique et de matière médicale*, dit en parlant de la première : « Je voudrais qu'une main hardie entreprît de nettoyer cette étable d'Augias. J'ose pénétrer dans cette science peuplée d'erreurs où la langue est aussi défectueuse que la pensée ; où tout est à refondre, les principes et la matière. »

« Pierre Frank regardait les médecins comme des gens dangereux, et il invitait les gouvernements à les rendre responsables des milliers de meurtres qu'ils commettent dans le silence de la chambre des malades, ou mieux encore de leur interdire l'exercice de leur profession. »

Girtanner prétend que l'obscurité qui enveloppe

la médecine est trop profonde pour qu'il puisse y pénétrer un rayon de soleil à l'aide duquel il soit permis de s'orienter. Qui parviendrait, s'écrie-t-il, à découvrir le peu de bon grain perdu dans l'immense fumier que les médecins entassent depuis 2,000 ans ! » (*Discours du député Wolff à la chambre des représentants de Hess en* 1839.)

Chacun connaît les célèbres paroles d'Ambroise Paré : IE LE PANÇAY, DIEU LE GUARIT, qui prouvent au moins une grande modestie, si elles ne disent pas son manque de foi dans la médecine.

Voici comment le grand Baglivi s'exprimait sur les médecins du XVIIe siècle :

« Les uns vantent le lait et le petit lait dans toutes les maladies ; d'autres, les alcalis et les acides ; d'autres les purgations, les saignées, etc. »

Dans le même XVIIe siècle, dit un membre de l'Académie de médecine, le docteur Fodéra, « les médecins faisaient vomir en Allemagne, saignaient en Espagne, ordonnaient les opiacées en Angleterre, et les diaphorétiques en Hollande. Mais sans chercher des exemples si loin de nous, il suffit d'entrer dans un hôpital pour voir combien les médecins se ressemblent peu dans leur manière d'envisager les maladies et de les traiter. Tout ce qu'on appelle donc pratique, en général, est dans le fond un mélange bizarre des restes surannés de tous les systèmes, de faits souvent mal vus et mal observés, et de routines transmises par nos pères. Cependant il faut dire la vérité, si une semblable pratique ne fait souvent aucun bien réel, elle soulage au moins les malades par la *magie de l'espérance.*

(*Histoire de quelques doctrines médicales*, etc., p. 180.)

M. Bouillaud nous apprend que Gédéon Harvée a publié un ouvrage intitulé: l'*Art de guérir les maladies par l'expectation.* Dans cet ouvrage, Harvée annonce qu'il va dévoiler les vanités, les artifices et les impostures des médecins.

(*Clinique médicale*, ch. 3, *Traitement des phlegmasies aiguës*).

Gilibert, premier médecin de Stanislas, roi de Pologne, a publié, sous les auspices du grand Haller, son ami, un ouvrage en 2 volumes intitulé : de l'*Anarchie médicale*, ou la MÉDECINE *considérée* comme NUISIBLE *à la société.* Cet ouvrage, dont il nous suffit de citer ici le titre, est excessivement rare, les médecins de Lyon l'ayant, dit-on, fait disparaître. Cependant, nous en avons pu lire un exemplaire. Gilibert, en attendant la découverte de la vraie médecine, faisait de l'expectation et surtout de l'hygiène. Il fut professeur d'histoire naturelle et de matière médicale aux universités de Grodno, de Wilna, etc.; médecin en chef des épidémies du Lyonnais et de l'Hôtel-Dieu de Lyon, et maire de cette ville. Ce savant, ce médecin homme de bien est mort à Lyon en 1814, à l'âge de 73 ans, pleuré de tous ses concitoyens.

Le grand Bordeu, « *fatigué de deviner pendant trente ans*, faisait, comme Gilibert, de l'expectation, s'en rapportant à la *bonne nature* du soin de rétablir la santé compromise. »

Après 50 années de pratique médicale, le vénérable et savant Hufeland, premier médecin actuel du roi de Prusse, conclut aussi, comme tous les médecins consciencieux, à l'expectation :

« LE MÉDECIN SOIGNE, mais LA NATURE GUÉRIT les MALADIES, dit-il dans l'épigraphe de son *Manuel de médecine pratique.* »

Puis il commente ainsi cette épigraphe :

« *C'est la nature qui opère* toutes les *guérisons*, l'art ne fait que lui venir en aide, et il ne guérit que par elle... Ce qui couronne l'œuvre médicatrice de la nature, c'est la victoire qu'elle remporte sur les méthodes les plus variées, les plus opposées, souvent les plus absurdes. »

(*Manuel de médecine pratique*, p. 2 et 3.)

Plus loin, il ajoute :

« Nous avons eu jusqu'à ce jour assez de systèmes pour voir que la médecine ne réside point en eux. L'histoire, celle surtout des trente dernières années, en a donné l'irrécusable preuve. Chacun s'en tenait au système qui seul lui semblait bon, en attendant qu'il le vît renversé par un autre réputé non moins infaillible. »

(*Ibid.*, p. 63.)

Alibert incline à penser comme les précédents :

« Il est certainement douteux, dit-il, lorsque le malade a échappé à la mort, si c'est l'art qui l'a sauvé ou s'il n'a fait que seconder les efforts de la nature. Qui sait même si ce n'est pas la nature seule qui l'a guéri et si les remèdes n'ont point retardé la guérison. »

Alibert croit aussi comme Stahl, que « dans la

thérapeutique tout est à refondre, les principes et la matière. »

(*Prolégomènes de thérapeutique et de matière médicale.*)

« Quelquefois Barthez, après avoir bien développé ses systèmes et raconté ses cures, ajoutait gravement *qu'il ne croyait pas à la médecine.* »

« Nous sommes, disait-il, des aveugles qui frappons avec un bâton sur le mal ou sur le malade, tant mieux pour le patient si c'est le mal que nous attrapons. »

(*Mémoires de madame Dubarry*, t. 6).

Ces paroles de Barthez nous rappellent celles d'un médecin de Paris, très-occupé maintenant, qui nous disait naguère :

« *Quand on a fait de la médecine pendant dix ans on ne peut plus avoir de conscience.* »

Rousseau, qui fut médecin sans diplôme, ainsi qu'Hippocrate, Platon, Aristote, Pline, et tous les philosophes qui n'en sont pas moins à nos yeux les premiers des médecins, Rousseau condamne la médecine en des termes qui méritent d'être rappelés et médités :

« Un corps débile affaiblit l'âme. De là l'empire de la médecine, art plus pernicieux aux hommes que tous les maux qu'il prétend guérir. Je ne sais, pour moi, de quelle maladie nous guérissent les médecins, mais je sais qu'ils nous en donnent de bien funestes : la lâcheté, la pusillanimité, la crédulité, la terreur de la mort; s'ils guérissent le corps, ils tuent le courage. Que nous importe qu'ils fassent marcher des cadavres? Ce sont des hommes qu'il nous faut, et l'on n'en voit point sortir de leurs mains.

. . . .

» Je ne dispute pas que la médecine ne soit utile à quelques hommes, mais je dis qu'elle est funeste au genre humain.

» On me dira, comme on fait sans cesse, que les fautes sont du médecin, mais que la médecine en elle-même est infaillible. A la bonne heure; mais qu'elle vienne donc sans le médecin ; car, tant qu'ils viendront ensemble, il y aura cent fois plus à craindre des erreurs de l'artiste qu'à espérer du secours de l'art.......

» *La seule partie utile de la médecine est l'hygiène. Encore est-elle moins une science qu'une vertu.* La tempérance et le travail sont les deux vrais médecins de l'homme : le travail aiguise son appétit, et la tempérance l'empêche d'en abuser.

» Vis selon la nature, sois patient et chasse les médecins ; tu n'éviteras pas la mort, mais tu ne la sentiras qu'une fois ; tandis qu'ils la portent chaque jour dans ton imagination troublée, et que leur art mensonger, au lieu de prolonger tes jours, t'en ôte la jouissance. Je demanderai toujours quel vrai bien cet art a fait aux hommes. Quelques-uns de ceux qu'il guérit mourraient, il est vrai, mais des millions qu'ils tuent resteraient en vie. Homme sensé, ne mets point à cette loterie où trop de chances sont contre toi. Souffre, meurs ou guéris ; mais surtout vis jusqu'à ta dernière heure. »

(*Emile*, t. I, liv. 1.)

L'illustre Bichat en voyant le *même médicament tour à tour employé dans des vues différentes et même opposées*, s'écriait : « La matière médicale est de toutes les sciences celle où se peignent le mieux les travers de l'esprit humain. Que dis-je ? Ce n'est point une science..., c'est un mélange informe d'idées inexactes, d'observations souvent puériles, de moyens illusoires, de formules aussi bizarrement conçues que fastidieusement assemblées. On dit que la pratique de la médecine est rebutante ; je dis plus, elle n'est pas, sous certains rapports, celle d'un homme raisonnable, quand on en puise les principes dans la plupart de nos matières médicales... »

(*Anat. gén. Considérations générales.*)

Rostan est de l'avis de Bichat :

« Aucune science humaine, dit-il, — la matière médicale — n'a été et n'est encore infectée de plus de préjugés que celle-là ; chaque dénomination de classe de médicaments, chaque formule même est pour ainsi dire une erreur. »

(*Cours de médecine clinique*, tome Ier, p. 85 et 107.)

Dubois d'Amiens, dans l'avant-propos de sa pathologie générale, tome Ier, se plaint en ces mots de l'incertitude de la médecine :

« Des vérités générales nous manquent en médecine ; nous sommes encore à la *recherche* des principes généraux, et même nous ne possédons que des vérités de fait partielles et isolées. »

Le docteur Donné confirme ces paroles dans un article du journal des *Débats* du 22 septembre 1842 :

« L'état d'*incertitude* des principes de notre art

rend le succès des médecins médiocres aussi facile que celui des bons. Tant que la science de la médecine laissera une aussi grande part à l'*arbitraire*, à l'*instinct*, au *génie* de *chaque médecin*, l'art ne sera ni aussi complet ni aussi élevé qu'il peut l'être.»

Broussais va beaucoup plus loin; à la page 826 de l'*Examen des doctrines médicales*, il s'adresse cette question :

« *La médecine a-t-elle été plus nuisible qu'utile à l'humanité?* »

Écoutons la réponse de l'illustre professeur :

« Que l'on reporte maintenant ses regards en arrière, qu'on se rappelle tout ce que nous avons dit des vices si multipliés de la pratique médicale; qu'on se figure, dans toutes les parties du monde civilisé, des légions de médecins qui ne soupçonnent même pas l'existence des inflammations gastriques ni l'influence de ces phlegmasies sur le reste des organes; qu'on se les représente versant à flots des purgatifs, des vomitifs, des remèdes échauffants, du vin, de l'alcool, des liquides imprégnés de bitume et de phosphore sur la surface sensible des estomacs phlogosés; que l'on contemple les suites de cette torture médicale, les agitations, les tremblements, les convulsions, les délires frénétiques, les cris de douleurs, les physionomies grimaçantes, hideuses, le souffle brûlant de tous ces infortunés qui sollicitent un verre d'eau pour étancher la soif qui les dévore, sans pouvoir obtenir autre chose qu'une nouvelle dose du poison qui les a réduits à ce cruel état; que l'on voie ces innombrables victimes passer de cette violente excitation à un abattement total, inonder leur couche de leurs ordures, exhaler une odeur empestée et terminer ainsi leurs souffrances et leur vie ; que l'on réfléchisse bien sur l'*impossibilité* où sont tous ces malheureux incendiés d'éviter un pareil sort, à moins que la nature ne provoque une crise violente ; que l'on pense aux dangers de ces mêmes crises, qui, quand elles ne sont pas elles-mêmes une cause de mort, peuvent laisser à leur suite des cécités, des surdités, des paralysies, un état d'imbécillité, la mutilation des membres, une santé tellement affaiblie qu'il faut des mois, des années et toute la vigueur du jeune âge pour revenir à l'état habituel de santé ; que l'on promène ses regards sur la société pour y voir ces physionomies moroses, ces figures pâles ou plombées qui passent leur vie entière à écouter leur estomac digérer, et chez qui les médecins rendent encore la digestion plus lente et plus douloureuse par des mets succulents, des vins généreux, des teintures, des élixirs, des pastilles, des conserves, jusqu'à ce que leurs victimes succombent à la diarrhée, à l'hydropisie ou au marasme ; que l'on remarque à côté ces obstrués qui remplissent journellement leurs vases du produit de leurs pilules et de leurs eaux fondantes, jusqu'à ce qu'ils aient partagé le sort des précédents ; que l'on observe ces tendres créatures à peine sorties du berceau, dont la langue déjà se dessèche et rougit, dont le regard commence à exprimer la langueur, dont l'abdomen s'élève et devient brûlant, dont le cœur précipite ses pulsations sous l'influence des élixirs amers, des vins antiscorbutiques, des sirops sudorifiques, mercuriels, dépuratifs, qui doivent les conduire à la consomption et à la mort ; que l'on examine attentivement ces jeunes gens d'un coloris brillant, pleins d'activité et de vie, qui commencent à tousser, et chez lesquels on décuple l'irritation par les vésicatoires, le lichen, le quinquina, jusqu'à ce que l'opiniâtreté des accidents les fasse déclarer atteints de tubercules innés et associer aux nombreuses victimes de l'entité qualifiée du nom de phthisie pulmonaire, et que l'on prononce ensuite si la médecine a été jusqu'ici plus nuisible qu'utile à l'humanité. Je conviens bien qu'elle a rendu à l'être souffrant le service de lui offrir des consolations en *le berçant toujours d'un chimérique espoir;* mais il faut convenir qu'une pareille utilité est loin de la relever au milieu des autres sciences naturelles, puisqu'elle semble la placer sur la ligne de l'astrologie, de la superstition et de tous les genres de charlatanisme. En somme, la médecine ne possède encore que des aperçus et des données générales pour devenir une science...

» Or, tant que la médecine ne pourra pas être enseignée de manière à devenir *à la portée de toutes les intelligences*; ou bien, si l'on aime mieux, tant que les préceptes de cette science ne produiront pas une immense majorité de médecins heureux dans la pratique et toujours d'accord entre eux sur les moyens à opposer aux maladies, on ne pourra pas dire que la médecine est une véritable science et qu'elle est plus utile que nuisible à l'humanité. »

(*Examen des doctr. méd.*, p. 827 et 838.)

Si le maître parle ainsi, il ne faut pas s'étonner d'entendre l'élève, l'ami et le médecin de Broussais, le généreux et savant Frappart, qui dort maintetenant dans le même caveau funèbre que le maitre, s'écrier à son tour :

« Tous les vingt ans au plus la même école change de système; parfois il y a deux ou trois systèmes dans la même école ; bref, parmi les médecins sortis d'une même école et ayant le même système, il n'y en a pas quatre qui puissent s'entendre au lit du malade. Tels sont les faits : l'histoire médicale et les malades sont là pour en témoigner. Or si la science sert à nous diriger dans la pratique, qu'est-ce qu'une science qui pousse chacun de ses adeptes dans des routes diverses et souvent opposées !

» J'ai donc un profond dégoût de la médecine des médecins.

» Votre science est dans l'anarchie, votre profession est en décadence, votre métier est sur le bord de l'abîme, vous n'avez point de corps médical; vous vivez dans l'isolement, dans la haine, dans le mépris les uns des autres; la déconsidération vous envahit de toutes parts, vous êtes sans résistance comme sans puissance, et le moindre choc, longtemps et courageusement répété, achèvera de vous perdre.

» Dans votre intérêt, songez-y, messeigneurs, ne vous occupez que des ulcères qui vous rongent ! et ne m'obligez point à les agrandir. Vous savez bien que je le puis, *car je connais les secrets de votre Eglise.....*

» C'est en victime de la vieille médecine que je parle; j'ai sur elle le droit de médisance et j'en use.

» Car j'ai le triste avantage d'être habituellement

malade, en même temps que médecin.... victime et bourreau. »

(*Lettres sur le magnétisme*, p. 141.)

Écoutons maintenant comment MM. les professeurs s'apprécient les uns les autres et justifient les précédents témoignages.

Pinel, professeur à la Faculté de Paris, a fait une *Nosographie philosophique* tellement estimée des uns qu'ils ont été jusqu'à appeler ce livre : le *discours sur l'histoire universelle de la médecine*.

Beaumes, l'un des plus célèbres professeurs de l'École de Montpellier, considère au contraire l'ouvrage de Pinel « comme faisant faire à la médecine un *grand pas rétrograde*, qui la reporte bien avant l'âge d'Hippocrate. »

Le professeur Richerand ne pouvait lire *sans dégoût* les traités de nosologie, d'étiologie et de séméiotique de ses confrères... « Cette manière de considérer la science, ce système de morcellement, dit-il, m'a toujours paru un obstacle à ses progrès. »

« La distinction des maladies en externes et en internes, en locales et générales, est encore moins fondée. »

(*Nosographie et thérapeutique chirurgicales*, t. Ier, p. 154.)

M. le professeur Bouillaud demande à M. le professeur Chomel « la permission de discuter ses *bizarres* doctrines, et de montrer qu'elles sont en contradiction à la fois et avec les faits bien observés et avec la saine logique. »

(*Clinique médicale*, *Consid. prélim.*)

M. le professeur Rostan ayant, p. 120, t. III de sa

Clinique, attaqué les systématiques et dit que « le sens commun n'a pas présidé à l'invention des méthodes curatives qu'ils prônent et mettent en pratique; » M. Bouillaud, qui s'est senti piqué, lui répond :

« Après avoir anathématisé pour ainsi dire les méthodes thérapeutiques de son temps, M. Rostan devait être naturellement conduit à en proposer de nouvelles. Or, j'avoue n'avoir rien trouvé dans son livre de satisfaisant à cet égard... »

(*Clinique médicale*, note aux *phlegmasies aiguës.*)

MM. les professeurs Trousseau et Pidoux reprochent à Broussais d'avoir donné pour fondement à sa doctrine « une *proposition erronée*, et d'avoir introduit dans l'Ecole de Paris le vice funeste et *antimédical* du fait accompli. »

Et peu après, par une contradiction pleine de naïveté, ils s'écrient :

« Au moment même où nous écrivions ces lignes, nous apprenions la mort de l'illustre professeur; la médecine française n'a plus de représentant... Honneur à celui qui a ébranlé d'une main si puissante les fondements d'une médecine de vingt-trois siècles ! »

(*Traité de thérapeutique et de matière médicale*, t. II, p. 22 et 23.)

Le docteur Double, de l'Académie de médecine, le premier qui, selon M. Bouillaud, ait arboré l'étendard de l'*Eclectisme*, dit que « cette doctrine, au milieu des cinq ou six systèmes différents qui se partagent l'Europe médicale, constituera le caractère particulier de notre époque. »

L'Eclectisme, selon le docteur Double, « sera l'esprit dominant de la médecine, d'abord en France, bientôt après dans toute l'Europe... C'est la méthode qui, dans la théorie comme dans la pratique, doit servir exclusivement de guide, c'est la méthode par excellence, la méthode indispensable. »

(*Mémoires de l'Académie de médecine*, 1828, t. Ier, p. 320.)

Or, voyons comment d'autres académiciens, comment des professeurs traitent la méthode par excellence de M. Double :

« La philosophie réelle de l'art de guérir, s'écrie Broussais, serait-elle dans la méthode dite éclectique? *Il y a du bon, nous disent les éclectiques, dans toutes les doctrines ; notre philosophie est de le prendre et de rejeter le mauvais.* Voilà ce qu'ils appellent *ne pas être exclusifs.* Dieu me garde de vous ennuyer par la répétition des arguments qui ont réfuté ces éclectiques : un petit nombre vous suffira. »

....

» Il n'y a point d'éclectique dans les sciences où la simplicité et le petit nombre des faits qui composent chaque théorie rendent la démonstration facile. Il y en a en philosophie comme en pathologie, comme dans la physiologie générale, par la raison contraire. Cela prouve seulement que *ces sciences ne sont pas encore faites.* »

(*Mémoire sur la philosophie de la médecine*, p. 9 et suiv.)

« Jusqu'à présent l'Eclectisme n'a point élevé de doctrine. A la place des croyances qu'il a toutes ébranlées il n'en a encore substitué aucune. Son plus grand service est d'avoir montré que *sur aucun point la science n'était faite.* »

(ANDRAL, *Journal hebdomadaire de médecine*, t. Ier, p. 128, année 1828.)

« Ses vices frapperaient tous les yeux, si, par impossible, l'Eclectisme venait à se constituer un jour. Qu'on se fasse en effet une idée d'une doctrine dans laquelle on invoquerait tour à tour, pour expliquer les maladies, la plupart des théories qui se sont succédé depuis Hippocrate jusqu'à nous ! Ne serait-ce pas le plus indigeste chaos? Si cette doctrine essayait un jour de planter au milieu du monde savant son étendard bariolé, elle verrait à l'instant même se disperser ses partisans étonnés de sa bizarrerie, et chacun d'eux demandant la proscription de la couleur qui blesserait sa vue, la réduire en lambeaux. »

(Dr ROCHE, *Préface des nouveaux éléments de pathologie médico-chirurgicale*, 2e édition, 1828.)

M. Rochoux, dans sa *Note sur l'Eclectisme* lue à l'Académie de médecine, prétend que « l'Eclectisme n'existe ni comme méthode ni comme système. » « On aura beau, ajoute-t-il, choisir dans les systèmes dont chacun est réputé faux, il sera impossible d'y rencontrer la vérité qu'on cherche. »

Il termine en défiant de citer une seule vérité introduite dans la science par voie d'éclectisme.

Quoique M. Bouillaud dise quelque part, — *Traité du Choléra-Morbus*, — « que le vrai sauveur des malades, dans certains cas, est une sorte de *pro-*

vidence intérieure qui réagit souvent avec succès, et contre le mal et contre le remède, » l'illustre professeur a voulu, réagissant contre l'Eclectisme, avoir une doctrine à lui qui fît une révolution dans la tactique thérapeutique. Cette doctrine, qu'il se vante d'avoir formulée *algébriquement*, et qu'il appelle la *médecine exacte*, c'est... devinez quoi!... c'est la saignée, la *saignée coup sur coup*.

« Nous sommes en droit, dit-il, d'ériger en fait général, en *fait principe* ou en *loi thérapeutique*, la proposition suivante : Dans les phlegmasies aiguës traitées à temps par la formule des émissions sanguines bien adaptée aux divers cas, chez les individus de quatorze à soixante-dix ans, la guérison est la *règle* et la mort l'*exception*. Quels que soient les obstacles contre lesquels cette formule ait à lutter, elle vaincra. »

(*Clinique médicale*, Préface et dernier chapitre.)

M. Bouillaud est-il donc présentement en France l'oracle et le grand pontife du temple d'Esculape? Hélas! il n'en a que les allures! Lui-même se plaint amèrement des irrévérences à son égard des maîtres et des élèves, et il y a de quoi ; voyez plutôt :

Première irrévérence : « La saignée jusqu'au blanc, dit le célèbre Lordat, est le *knout* de la thérapeutique : elle met ceux *qu'elle n'a pas tués* dans l'impossibilité de présenter des symptômes pendant quelque temps; mais, tout comme les Russes ainsi fustigés retombent souvent dans la faute qui leur avait mérité cette punition, de même l'affection qui avait donné lieu à la saignée, reproduit les mêmes symptômes dès que le système a assez de force pour les former. Ne vous semble-t-il pas que ces correcteurs et ces thérapeutistes sont de même force? »

Un illustre professeur du collége de France, celui-là même qui dit un jour, en pleine leçon, que la *médecine a rétrogradé*, M. Magendie, n'a pas moins d'irrévérence envers la *médecine exacte* de M. Bouillaud.

« Si, à la suite de certaines maladies aïgues, dit-il, vous voyez survenir des inflammations du poumon et de la plèvre, ne sont-elles pas souvent le résultat mécanique des évacuations sanguines trop multipliées? »

« *Je ne puis trop m'élever contre ceux qui érigeraient en principe leur administration exclusive dans le traitement de toutes les maladies.* »

(*Leçons sur les phénomènes physiques de la vie*, p. 144.)

Les autres contradicteurs de M. Bouillaud ne manquent pas. Nous en trouverons plus d'un dans l'édifiante et curieuse séance de l'Académie de médecine à laquelle nous allons faire assister le lecteur. C'est M. Bouillaud jugé par ses pairs. Nous recommandons cette séance à l'attention des clients de MM. de l'Académie.

C'est le 24 novembre 1835. Sont présents MM. Capuron, Bouillaud, Louis, Emery, Castel, Esquirol, Pariset, Husson, etc. M. Capuron lit un rapport dans lequel se trouve cette phrase qui soulève toute l'Académie :

D'après les progrès de l'art de guérir depuis une vingtaine d'années, il est presque impossible ou difficile de concevoir la mort dans les maladies aiguës, si ce n'est comme une exception ou comme un phénomène rare, à moins qu'on ne les attaque trop tard, avec des moyens fort inférieurs à leur violence.

Un confrère répond à l'honorable rapporteur : Il est des maladies aiguës que tous les efforts de la médecine ne sauraient ralentir.

Un autre confrère :

» Il est malheureusement trop vrai qu'on n'obtient guère plus de succès *aujourd'hui* qu'autrefois. Si nous prenons pour exemple la pneumonie, nous ne voyons pas que le chiffre de la mortalité *diffère beaucoup par une méthode ou par l'autre*... Enfin, dans les affections aiguës très-graves, souvent la mort survient, quoique le traitement ait commencé dès le début et ait été poussé avec une grande énergie. »

M. Capuron: « Je n'ai pas dit qu'on ne mourait plus..... J'ai dit seulement, et je le répète, que la mort doit être une exception.» (Oh ! oh !)

M. Louis : « *Toutes* les méthodes réussissent *également bien*, dans la pneumonie, par exemple. J'avoue que depuis 20 ans j'ai, dans les hôpitaux, étudié tour à tour la plupart des méthodes curatives, ce qui m'a mis dans le cas de remarquer que la *plupart des méthodes offraient des résultats déplorables*, et je leur dois la perte de personnes qui m'étaient bien chères. Ce n'est point par esprit de parti, messieurs, que j'ai cessé d'en faire usage; car les systèmes ont peu de valeur quand ils ne sont pas l'expression des faits : mais *j'ai changé* parce que je voyais succomber un grand nombre de malades..... »

M. Bouillaud : « Moi je ne fais pas des émissions

sanguines plus abondantes que beaucoup de mes collègues; mais je les fais *coup sur coup*, sans laisser à la maladie le temps de se reprendre (point d'agonie avec M. Bouillaud, c'est un avantage). Mais au lieu de perdre un malade sur trois, *peut-être* n'en ai-je pas perdu un sur huit. »

M. Emery : « Cette discussion est faite pour frapper d'étonnement. Les saignées coup sur coup sont *une mode nouvelle ;* mais Bosquillon prescrivait dans les maladies aiguës trois saignées le premier jour, autant le second, autant le troisième. *Loin d'avoir les brillants résultats qu'on paraît obtenir aujourd'hui, Bosquillon,* dont j'étais l'élève interne, *perdait un peu plus de malades que les autres,* et lui-même, dans la maladie à laquelle il a *succombé*, avait été saigné *quatorze fois.* »

M. Capuron : « J'ai été deux ans élève sous Bosquillon et j'atteste qu'il ne saignait pas tant qu'on vient de le dire. Il ne prescrivait ses saignées qu'à bâton rompu. *Illico, meridie et sero* : c'était la prescription pour le premier jour. Le lendemain le malade était mort (rire général) ou bien s'il vivait, Bosquillon se gardait bien de répéter la saignée.

« Chez M. Bouillaud, au contraire, dès qu'un malade entre, on le saigne; le lendemain, nouvelle saignée, puis des scarifications ou des sangsues, et une autre saignée le soir. M. Bouillaud tire autant de sang dans deux jours que Bosquillon dans une semaine. Jamais on n'a multiplié la saignée avec une telle rigueur. »

M. Castel : ... « *Que chacun ramasse ses morts.* En 1820, j'ai publié une sorte de statistique des résultats de ma pratique dans un vaste hôpital. Pour toutes les maladies aiguës, j'allais rarement au delà de la première saignée, et j'avais affaire à des hommes en apparence fort sanguins. Cependant j'ai obtenu des résultats bien supérieurs à ceux qu'on vante. *Vouloir, par des saignées réitérées coup sur coup, enchaîner toutes les maladies, c'est pousser bien loin l'ignorance des premières notions de la pratique médicale;* car, parmi les maladies, il en est qui ne peuvent se juger qu'au moment de la réaction; et, en *saignant à outrance, vous empêchez la réaction.*»

M. Capuron : « Ainsi, au lieu d'avoir été en avant, nous aurions retrogradé. »

M. Castel : IL N'Y A PAS DE DOUTE.

M. *Esquirol* :.... «Qu'on me permette, à propos de ces émissions sanguines, *recommandées pour toutes choses* et *hors de toute mesure*, de rappeler un fait dont plusieurs d'entre vous ont sans doute été témoins:

« Il y eut une année à la Charité et à la Salpêtrière, où il se déclara une épidémie très-meurtrière de pleurésies et de pneumonies. *On saignait à la Charité, les malades mouraient; on ne saignait pas à la Salpêtrière les malades succombaient encore.* Les élèves murmuraient de voir que Pinel n'essayait pas même de la saignée; il le sut, et les avertit qu'il avait expérimenté qu'au début de l'épidémie la saignée était contraire. Arrive un jour une fille jeune, grosse, grasse, rebondie; on dit de toutes parts : voilà le cas ou jamais d'employer la saignée; on sollicite Pinel, il résiste; on revient à la charge, et comme il avait un caractère bon et facile, il cède; la saignée est pratiquée le jour même, la malade est morte le lendemain. Pinel profita de cette occasion pour nous donner une belle leçon sur les abus de la saignée ; et tout le temps que dura l'épidémie il ne saigna plus. »

M. Pariset : « Il y a dans les mémoires de la Société de médecine, un très-beau travail sur une épidémie dont les symptômes simulaient la pneumonie ; *on saignait, on saignait, on saignait*, et *presque tous les malades succombaient ;* M. Barillon, effrayé de cette mortalité, essaya de se passer de la saignée : au troisième jour, il sentit sur la peau de petites aspérités, *c'était une fièvre miliaire que les saignées empêchaient* de se *développer* et qui fit juger la maladie. » (O profonds diagnostiqueurs !)

M. Capuron : « Quant à l'épidémie observée par Barillon, on a dit : un premier malade saigné, mort ; un second, un troisième, un quatrième saigné, mort (rire prolongé) ; mais ces faits sont rapportés sans détail. Le premier malade mort, on ne l'ouvre pas ; le second n'est pas ouvert non plus ; je me trompe, on le déboutonne (rire général) et on aperçoit une éruption miliaire.

» On a cru que je m'insurgeais contre Pinel ; personne ne le respecte plus que moi ; mais je ne puis avoir pour lui plus de vénération que pour Hippocrate ; eh bien ! Hippocrate serait là (on rit), oui, il serait là, que je lui dirais ma façon de penser (nouvel accès de gaîté). Je lui dirais : père, grand-père, patriarche de la médecine, oracle de Cos, vous avez écrit d'excellentes choses ; vous avez laissé des monuments ; mais vous avez avancé des choses bien extraordinaires, vous avez dit, par exemple, que, dans les maladies aiguës, *le pronostic était toujours incertain.*

Plusieurs voix : C'est ce qu'il a dit de MIEUX:

M. Capuron..... « Je dirais à Pinel : vous avez mis en évidence des choses excellentes, mais vous vouliez faire marcher les maladies comme les sciences exactes et naturelles, or les quadrupèdes ont toujours quatre pieds, les mammifères ont toujours des mamelles (*assez, assez, à l'ordre du jour*).

» Je résume ma proposition (*ah ! ah !*) et je soutiens que j'ai dit une vérité pathologique en soutenant que *la mort était une exception.* »

Une voix : Et le choléra?

M. Emery : « Dans une épidémie d'érysipèle, sur plus de deux cents malades, j'administrai dans tous les cas l'ipécacuanha jusqu'à deux ou trois fois ; et *pourtant* j'ai guéri ; je ne veux pas dire pour cela que j'ai guéri par l'*ipécacuanha*, mais au moins, *malgré* son emploi » (on rit).

M. Bouillaud : « Je prie l'Académie de répondre aux faits par des faits et non par des rires ou des haussements d'épaules. Il ne s'agit pas de médecine vague, de métaphore ; on ne jugule pas une maladie par métaphore. Quand on dit qu'on a perdu peu de malades, on ne dit rien ; on ne prouve que par la statistique et par les faits bien observés. J'avoue que j'aurais une grande obligation à celui qui me montrerait une véritable statistique médicale faite depuis trente ans. »

Ensuite M. Bouillaud, au milieu des hochements de tête qui annoncent le doute et l'incrédulité, raconte les résultats merveilleux de la méthode *exacte* (la *statistique* et la *saignée coup sur coup*), puis il ajoute:

« Eh bien, messieurs, qui peut décider la question?

l'expérience. Que l'on forme donc un jury ; que l'Académie nomme une commission qui suive les maladies et observe les effets des différents traitements ; et si quelqu'un découvre une méthode meilleure que la mienne, et perd moins de malades que moi, si cette méthode découverte mérite une couronne, je n'ambitionne que l'honneur de la poser sur sa tête. »

M. Pariset : « Si l'on pousse imprudemment les saignées, on observe des frénésies, des manies. Rien n'est plus commun que de voir arriver à la Salpêtrière des femmes furieuses pour avoir été trop saignées ; si l'inflammation est franche, on fait bien de saigner ; mais la saignée, comme remède *universel*, est *impossible*, il *faut laisser à la nature* sa *force*. On trouve dans Morton un aperçu très-ingénieux sur la grande rapidité d'absorption après les saignées, sur la viciation du sang, qui devient âcre et vénéneux. »

M. Husson demande la parole pour se plaindre de la manière inconvenante avec laquelle M. Capuron a parlé de Bosquillon.

M. Capuron répond « *qu'il respecte la mémoire de Bosquillon*, mais qu'il persiste à dire *qu'il saignait sans méthode*. »

A ces mots, un hourrah de réprobation se fait entendre dans l'assemblée. De toute part on réclame l'ordre du jour, qui est adopté.

Après ce que nous venons d'entendre, nous ne serons pas étonnés des jugements portés sur l'Académie de médecine par MM. les académiciens eux-mêmes :

« Quant à l'Académie de médecine, dit le docteur

Donné, il serait trop long d'exposer dans cet article comment, réunissant dans son sein ce qu'il y a de plus éminent parmi les médecins, elle manque à sa mission, et comment elle s'est transformée en une sorte d'arène où les passions et les intérêts personnels éclatent en luttes violentes, en combats, en discussions sans mesure et sans dignité, fatales aux véritables intérêts scientifiques et destructeurs de tout esprit de corps. »

(*Journal des Débats* du 14 janvier 1843.)

Nous ne nous étonnerons pas non plus de la bordée suivante du journal l'*Esculape*, journal où se reflètent plus spécialement les doctrines de l'Ecole de Paris :

« L'Académie de médecine a prouvé combien peu elle était familière avec les questions *tant soit peu élevées* de notre science. Demandez au plus grand nombre de ces honorables vieillis dans l'exercice de l'art et si fiers de leur titre de praticiens ; demandez par quels moyens on peut instituer un *principe général* en médecine ! Quoi ! vous voulez discuter sur les principes généraux et *vous ne savez pas même* si vous avez *un seul principe !* vous ne *savez pas même si vous avez une science !* »

(L'*Esculape* du 19 novembre 1840.)

L'*Esculape*, journal de l'Ecole, tire à boulets rouges sur l'Académie, sans penser sans doute, ou peut-être en pensant que les professeurs de la Faculté sont aussi pour la plupart membres de l'Académie de médecine. Il y a là grande malice ou grande distraction.

Après tous ces aveux, on se demande comment

il se trouve des hommes qui osent encore étudier et surtout pratiquer la *médecine officielle.*

Un médecin, aussi distingué comme savant que comme écrivain, le docteur Munaret, va se charger de nous répondre :

« Il y en a, dit-il, qui osent embrasser la médecine et la pratiquer même sans y croire !

» A quoi me servirait d'étudier cet art *conjectural?* me disait un jour un des jeunes colons du quartier Latin ; j'ai cru qu'en le pratiquant l'on pouvait encore gagner de l'argent, de la considération, et comme toutes les avenues sont encombrées d'apprentis, de candidats, de surnuméraires, j'ai dit : Va pour la médecine!... Toutes les carrières sont d'une exigence !... tandis que la médecine, ho ! parlez-moi de la médecine, de la joyeuse vie du carabin ! Quatre années à moi, quatre années à Paris ! et ma liberté reconquise, et le punch avec les amis, et la Chaumière !

» ... C'est au divin Hippocrate que je dois ce délicieux épisode de mon roman, avant d'entamer le chapitre des noirs soucis... Aussi, je jure par sa très-vénérable barbe, d'acheter régulièrement mes inscriptions au secrétariat de la Faculté, et de m'abonner durant un mois au moins à tous les Manuels qui doivent répondre à mes examens ; quant à ma thèse !.....

» Ici une bouffée de cigare m'expliqua sa réticence ; vapeur odorante, vapeur narcotique, vous fûtes l'image de son existence parisienne... jusqu'à l'époque où, revenu dans sa petite ville, les badauds prirent sa morgue, en face d'un confrère instruit, pour de la profondeur, et dirent à ses parents : Il faut que monsieur votre fils ait *bien travaillé*, car il est d'une maigreur!...

» Mais le papa, qui avait morcelé ses modestes revenus pour avoir un docteur dans sa famille, fut enfin obligé de prononcer, devant l'ex-habitué de Musard, les mots, rien moins qu'harmonieux, de clientèle, de position dans le monde, d'établissement, etc., ce qui le réveilla de son court et joli rêve.

» En rouvrant les yeux, il eut peur... en face de toutes les victimes qu'il allait sacrifier à son ignorance... Mais il aurait fallu retourner à l'école, et les parents et l'amour-propre s'y refusaient; mais il aurait fallu commencer son instruction, alors qu'elle devait être achevée; et comment recruter une nombreuse, une lucrative clientèle, pour rembourser des dettes à terme, pour vivre lui-même sans plus être à la charge d'une famille nombreuse et gênée?

» C'est pourquoi le dieu de l'argent lui cria plus fort que sa conscience : des malades ! des malades ! il te faut des malades !...

» Dès ce moment le nouveau docteur intrigua, et il intrigue encore : aujourd'hui, c'est le médecin, dit-on, qui *travaille le plus* dans son arrondissement !... Pauvre humanité !!!

» D'après ce confrère, jugez-en tant d'autres aussi sceptiques, aussi paresseux, par conséquent aussi ignares, etc. »

(Dr Munaret, *Du médecin des villes et du médecin des campagnes*, p. 470.)

Voilà des paroles qui méritent assurément d'être méditées. Que le lecteur médite aussi l'authentique petite anecdote que voici :

Une dame convalescente de nos amies disait un jour à son médecin :

— Dites-moi donc un peu, docteur, par quel secret vous autres médecins vous n'êtes jamais malades ?

— C'est, répondit le naïf docteur, que nous dînons confortablement du produit de nos ordonnances, sans jamais rien prendre des drogues que nous ordonnons.

Suspendons ici des citations déjà trop longues peut-être. La multitude des témoignages contre la médecine, que nous pourrions extraire des 200,000 à 300,000 volumes publiés sur la médecine depuis la découverte de l'imprimerie (1436) jusqu'à nos jours, en rendant le jugement plus curieux, ne le ferait ni plus instructif ni plus infaillible. On comprendra d'ailleurs que les témoignages des médecins célèbres, dont les noms ne figurent point à ces *assises médicales*, ne sont pas moins défavorables à la médecine que tous ceux qu'on vient de lire. Car tout chef d'école ou de doctrine qui tenta de substituer son propre système aux systèmes en vogue de son temps, dut nécessairement commencer par les renverser, ainsi que cela se passe encore aujourd'hui.

Liste des membres de notre jury ou concile médical.

Alibert.
Ambroise Paré.
Andral.
Baglivi
Barthez.
Beaumes.
Bichat.
Boerhaave.
Bordeu.
Bouillaud.

Broussais.
Capuron.
Castel.
Donné.
Dubois (d'Amiens).
Emery.
Esquirol.
Fodéra.
Frappart.
Frank.
Galien.
Gilibert.
Girtanner.
Guy-Patin.
Harvée.
Hippocrate.
Hufeland.
Lordat.
Louis.
Magendie.
Munaret.
Paracelse.
Pariset.
Pidoux.
Platon.
Richerand.
Roche.
Rochoux.
Rostan.
Rousseau.
Stahl.
Trousseau.

CHAPITRE IV.

La médecine officielle devant la raison.

> Est-il possible de travailler à l'édification des doctrines que l'on croit vraies sans sentir le besoin d'anéantir celles que l'on croit fausses?
>
> Renverser l'erreur c'est, jusqu'à un certain point, établir la vérité. Car, en vertu de quoi renverse-t-on l'erreur, sinon en vertu d'une intuition plus ou moins claire de la vérité?
>
> PIERRE LEROUX.

Ce chapitre serait un hors-d'œuvre s'il s'adressait aux gens du monde. En effet, après avoir entendu le concile œcuménique des médecins de tous les temps proclamer, sous la présidence d'Hippocrate, les erreurs et les dangers de la médecine, nos lectrices n'ont que faire du jugement de la froide raison. Mais ici nous nous adressons aux jeunes médecins, à ceux surtout qui pourraient avoir des remords sur le fol emploi du temps de leurs études. Sinon il y aurait de notre part trop peu de générosité à donner ainsi le coup de grâce à un ennemi déjà expirant sous les coups de ses amis.

Vous pouvez donc, chères lectrices, sauter à pieds joints par dessus ce chapitre ennuyeux, d'ailleurs, comme la raison.

Nous nous proposons de démontrer ici que la médecine officielle ne connaît ni les maladies, ni les médicaments, ni la manière de les employer, ni la loi qui préside à la guérison; et que lorsqu'elle guérit, soit empiriquement, soit par hasard, c'est d'une manière tout à fait contraire à son principe (1).

Mais comme ce chapitre a maintenant l'attrait d'un fruit défendu et qu'il est certain que quelque petite-fille d'Eve voudra au moins le parcourir, nous voulons auparavant, à l'intention de cette aimable curieuse, préciser le sens que nous attachons aux mots *force vitale*, *vie*, *santé*, *maladie*, *médicaments* et *remède*.

Pour nous, toutes les *activités*, *puissances*, *forces* ou *dynamies* de la nature sont d'une essence impondérable, agissant à la manière de l'esprit, mais

---

(1) Nous exceptons bien entendu de notre critique la chirurgie, la seule branche de la médecine qui, avec l'anatomie et la physiologie, mérite le nom de science, et fasse chaque jour de nouveaux progrès.

privée du sentiment de l'intelligence et de la liberté qui le caractérise.

La *force vitale* est l'âme du monde physique et la source de toute vie. C'est elle qui produit, conserve et renouvelle tout. C'est elle qui lutte incessamment contre cette puissance de négation et d'inertie, contre ces forces physiques et chimiques de la nature inanimée qui menacent à chaque instant les êtres organisés de la destruction et de la mort ; c'est elle qui chaque printemps réveille la terre assoupie, échange son manteau de neige contre une robe de verdure et de fleurs. Emanation sublime et féconde de la vie éternelle, elle semble inépuisable et infinie comme elle. C'est elle enfin qui est pour tout ce qui respire la source du sentiment et de la jouissance.

La force vitale, quoique répandue partout et pénétrant tous les corps, paraît avoir une affinité toute spéciale pour certaines modifications de la matière avec lesquelles elle s'unit en plus grande quantité, plus intimement, et s'identifie en quelque sorte. Ce sont ces modifications spéciales qui constituent les corps organisés. Mais c'est chez les animaux, et particulièrement chez l'homme, que cette force existe plus abondante et dans toute sa perfection : tous cependant n'ont pas pour elle une égale capacité.

La force vitale, comme toutes les autres forces naturelles, peut exister à l'état latent comme à l'état libre. Elle est à l'état latent dans les graines, dont quelques unes peuvent germer encore après des siècles, comme on l'a vu par le blé trouvé à Pompéi ; dans les œufs, dans les végétaux pendant l'hiver, dans les chrysalides, chez les animaux asphyxiés, etc., où elle ne manifeste alors sa présence qu'en préservant de la décomposition les corps qu'elle anime.

Les deux principales propriétés de la force vitale sont : 1° le pouvoir qu'elle a de communiquer au corps qu'elle remplit la faculté de recevoir des impressions, comme autant d'excitations et de réagir sur elles. 2° Celui de convertir en substance organique les éléments matériels qui entrent dans la composition des corps, de les faire passer du monde mécanique et chimique dans le monde vivant où ils se comportent d'après de nouvelles lois et d'une tout autre manière que dans les corps bruts, c'est-à-dire, d'après les lois spéciales de la vie.

On appelle *vie*, dans les êtres organisés, l'état d'activité de la force vitale, et l'action des organes qui en est inséparable. Ainsi, la force vitale n'est qu'une capacité, et la vie elle-même est une action. Toute *vie* est donc une suite continuelle d'actions de la force vitale et d'efforts organiques.

« La vie ne peut être comparée à rien dans le monde si ce n'est à elle-même, dit un célèbre chimiste allemand. Nul rapport entre elle et une machine hydraulique ou autre, une opération chimique, une décomposition et une production de gaz, une batterie galvanique.

» La force vitale anéantit toute tendance des parties constituantes du corps à se conformer aux lois de la pression, du choc, de la force d'inertie, de la fermentation, de la putréfaction, et les soumet uniquement aux lois merveilleuses de la vie ; c'est-à-dire les maintient dans l'état de sensibilité et d'activité nécessaire à la conservation du tout vivant, dans un état dynamique presque spirituel appelé la *santé*.

Or, l'état de l'organisme dépendant uniquement de celui de la vie qui l'anime, il s'ensuit que le changement auquel nous donnons le nom de *maladie* est également, non pas un effet chimique, physique ou mécanique, mais le résultat de modifications dans la manière vivante dont l'homme sent et agit, c'est-à-dire un changement dynamique, une sorte de nouvelle existence, dont la conséquence doit être d'amener un changement dans les propriétés des principes constituants matériels du corps. Les maladies ne sont donc que des modifications dynamiques et pour ainsi dire spirituelles de la force vitale (1). »

Si donc les maladies ne sont autre chose que des changements dans la manière de sentir et d'agir, elles ne peuvent s'exprimer que par une série de symptômes appréciables à nos sens; c'est donc contre eux seuls que le médecin doit diriger ses attaques. En effet, les symptômes morbides enlevés, que peut-il et que doit-il rester, sinon la santé?

Mais comment anéantir ces symptômes morbides, sinon par le moyen de puissances également capables de désorganiser les fonctions régulières de la force vitale, d'altérer dynamiquement la santé?

---

(1) Il n'est personne qui n'ait été indisposé par suite d'une émotion morale. On meurt de chagrin et même de joie. Si donc des maladies peuvent résulter de causes morales évidemment immatérielles, rien n'empêche que toutes les causes des maladies ne soient dynamiques comme les causes morales.

Comment détruire et remplacer des modifications immatérielles autrement que par des modifications de même nature? Ces puissances modificatrices s'appellent *médicaments*.

Maintenant puisque les médicaments ne peuvent guérir, c'est-à-dire devenir *remèdes*, que par leur vertu de modifier morbidement l'organisme humain, et de produire ainsi une aggrégation de symptômes facilement reconnaissables, il est nécessaire que le médecin connaisse les effets purs de chaque médicament pour les approprier convenablement aux besoins de sa pratique ; or, ces effets *purs* ne peuvent s'obtenir que par des expériences faites sur l'homme en santé. Voilà qui est encore de toute évidence.

Ainsi donc la médecine, pour être une science positive, un art sûr et utile, devrait connaître : 1° les maladies ; 2° les médicaments ; 3° la manière d'employer ces derniers d'après des principes rationnels et invariables déduits des faits. Or la médecine officielle est précisément le contraire de tout cela. Voilà ce qu'il nous faut maintenant démontrer.

§ Ier. — *La médecine officielle ne connaît pas les maladies.*

Ce qui constitue, dans la médecine ordinaire, le diagnostic des maladies, c'est la science des causes premières et de la nature intime des affections morbides, ou bien leur appellation par le nom qu'elles portent dans les classifications nosologiques, la détermination de l'espèce, du genre auxquels elles appartiennent, ou bien encore la considération de quelques symptômes généraux combattus par des moyens généraux. Or un pareil diagnostic est impossible ; et d'abord, quant à la science des causes, les causes occasionnelles et prédisposantes exceptées.

Nous ne savons pas si l'homme est appelé à connaître un jour ici-bas ce que sont les causes premières en elles-mêmes, mais ce que nous savons, c'est que la connaissance des causes premières des maladies n'aurait pour le médecin aucune utilité puisqu'elle ne lui donnerait pas en même temps la science infuse du remède.

On peut bien savoir la cause occasionnelle ou prédisposante d'une maladie, mais qu'est-ce que sa cause première, sinon cette maladie elle-même, c'est à-dire une désharmonie dynamique de la force vitale ? Or, l'action de cette force mystérieuse nous étant inconnue dans l'état de santé, la manière dont elle se comporte dans l'état contraire échappe également à nos investigations. La santé et la maladie sont deux modifications du principe vital qu'il ne nous est possible de connaître que par leurs symptômes ; quant à leur nature, elle est immatérielle et inaccessible à nos sens ; or l'invisible, l'inaccessible peuvent-ils servir au diagnostic d'un état morbide ?

Mais nous entendons un médecin matérialiste se récrier d'avance contre le *donc* triomphant que nous nous apprêtons à tirer. Oui, nous dit-il, cela est fort bien pour ceux qui croient à l'immatérialité *d'un on ne sait quoi* que vous appelez énergie dynamique, force vitale, qui admettez un principe intelligent distinct du corps et de la force vitale elle-même, une âme douée de libre arbitre; mais pour moi qui ne crois qu'aux atômes élémentaires, aux molécules organiques, à la matière pure, parce qu'une longue expérience ne m'a fait voir partout que de la matière; parce que nulle part, sous mon scalpel, ne s'est rencontrée votre monade intelligente et voulante; pour moi et mes pareils qui regardons comme matérielles toutes les causes des maladies, qu'est-ce que prouve votre métaphysique? rien, rien.

Pardon, monsieur, notre raisonnement est applicable à la matérialité comme à l'immatérialité des causes. Admettons en effet avec vous, pour un instant, que tout dans ce monde soit matière; et voyons si, pour cela, nous serons plus savants étiologistes, si nous pénètrerons plus avant dans la science des maladies en elles-mêmes! D'abord, dites-moi : qu'est-ce que la matière? Appelez-vous ainsi les phénomènes d'étendue, de divisibilité, de pesanteur, de tangibilité, d'odeur, de couleur, de saveur qui rayonnent de toute part d'un centre invisible qu'on appelle substance, cause, matière? mais, prenez-y garde, ces phénomènes ne sont que de pures abstractions des sens, des sensations inétendues et indivisibles, et par conséquent simples et spirituelles. Or, une abstraction, une sensation n'étant *rien*, comme molécule pondérable, une collection de sensations et d'abstractions ne peut pas constituer *quelque chose*, une essence matérielle; donc l'existence de la matière est, pour le moins, aussi indémontrable que celle de l'esprit. Nous disons pour le moins, car ce n'est que par l'intermédiaire des phénomènes immatériels, tels que les sensations et les abstractions, que nous affirmons la matière, que nous y croyons fatalement.

Chose étonnante ! c'est par des révélations immatérielles que la matière se manifeste à nous, c'est d'elle que radie incessamment l'esprit ; l'esprit seul est accessible à nos perceptions immédiates, l'esprit seul est partout et cependant vous le niez, docteur matérialiste !

Chose plus étonnante encore ! nous vivons dans un milieu de phénomènes spirituels, ils enveloppent la matière comme d'un manteau qui la dérobe à nos regards ; et néanmoins, sous ce voile inétendu, vous affirmez nécessairement la matière que vous ne voyez nulle part.

Avouez donc que s'il y a quelque chose d'incompréhensible sur la terre, certes ce n'est plus l'esprit mais la matière (1) !

Comment pouvez-vous admettre la matérialité des causes, quand vous savez qu'un peu d'eau ou d'air introduit dans les veines détermine instantanément la mort? Comment le corps pourrait il conserver si longtemps des substances morbifiques étrangères à l'organisme ? Que si vous entendez des matières subtiles agissant à la manière des ferments, vous allez rendre toute guérison impossible. En effet, soustrayez tant qu'il vous plaira de cette matière en fermentation, il en restera toujours assez

---

(1) L'esprit et l'âme sont des abstractions, la matière, le corps aussi. L'esprit et la matière sont les deux inséparables aspects du tout être. Nous ne sommes donc exclusivement ni spiritualistes ni matérialistes, mais l'un et l'autre comme la nature.

pour corrompre de nouveau le sang et les humeurs.

Au reste, la science des causes, quelle que soit d'ailleurs leur nature, fût-elle possible, de quelle utilité serait-elle au diagnostic des maladies, puisque les médecins ne sont d'accord ni sur leur essence, ni sur leur identité.

Le même désaccord existe s'il s'agit de déterminer le genre ou l'espèce d'une maladie, de lui donner un nom, et cela doit être. Car, si l'on excepte les maladies épidémiques et quelques maladies contagieuses toujours semblables à elles-mêmes, et se comportant de la même manière chez tous les sujets, toutes les maladies sont individuelles, spéciales, et ne peuvent, par conséquent, en aucune manière, se prêter à nos généralisations et à nos classifications.

La différence des tempéraments individualise nécessairement les maladies. « Voilà pourquoi, dit Alibert, les différentes méthodes de curation ne peuvent point se transmettre dans les livres. »

« Celui qui a atteint toute la dignité de sa profession, dit-il ailleurs, ne traite jamais, d'une manière absolument identique, deux individus frappés de la même affection. »

L'individualité est tellement de l'essence des maladies, qu'une maladie de même nom ne saurait se reproduire deux fois de suite chez le même sujet, exactement semblable à elle-même. Que penser alors de ces médecins qui, contre toutes les fièvres intermittentes, administrent le même médicament, le sulfate de quinine, à cause du seul caractère d'intermittence qu'elles ont de commun ?

« Il est bien reconnu aujourd'hui, dit M. Devergie aîné, qu'en physiologie il n'y a jamais identité parfaite entre les êtres vivants; qu'en pathologie il n'y a pas deux maladies absolument semblables. Ainsi, dans la nature il y a analogie, l'identité ne nous appartient pas. »

M. Amédée Latour appelle l'identité parfaite des maladies, *une chimère.*

L'ancienne médecine se rapproche plus de la vérité lorsqu'elle fait entrer dans le diagnostic des maladies la considération des symptômes généraux, parce qu'une maladie est réellement *tout entière* dans ses symptômes, et que ceux-ci sont complétement accessibles au médecin et au malade. C'est là un diagnostic infaillible, à la portée de tous.

Mais pour qu'il soit vrai que tout état morbide se révèle dans ses symptômes, il ne faut pas que le médecin s'arrête aux seuls syptômes généraux, car une foule d'affections se ressemblent par là. Il doit encore, et surtout, s'attacher aux indications caractéristiques du cas, aux phénomènes qui font qu'une maladie est elle-même et se distingue de toute autre. En un mot, c'est à l'universalité et non simplement à la généralité des symptômes qu'il faut avoir égard. Or, l'Allopathie ne descendant jamais dans un détail aussi minutieux ne sait rien que par approximation.

D'ailleurs, l'ancienne médecine connût-elle complétement les maladies, à quoi lui servirait cette connaissanee dans la pratique? Est-ce par une dénomination, une classification, un relevé de symptômes généraux ? est-ce par l'intuition même de la cause première qu'on obtient une guérison ? Quelle connexion logique y a-t-il entre la cause qui détruit l'équilibre de l'économie et la science des moyens propres à la rétablir? Quand Dieu lui-même révélerait au médecin la cause prochaine d'un mal incurable, le malade en succomberait-il moins, s'il ne lui révélait en même temps le remède?

Cela est vrai, souvent, même des causes occasionnelles et prédisposantes dont la connaissance est indispensable pour prévenir certaines maladies, mais non pas toujours pour les guérir. Ainsi, la médecine explique le goitre du crétin par l'usage des eaux de neige et par le séjour habituel dans les gorges des montagnes; mais cette cause probable n'en a point indiqué le spécifique, découvert par hasard dans l'éponge brûlée.

La médecine officielle ne connait donc point les maladies; connaît-elle mieux les remèdes?

§ II. — *La médecine officielle ne connaît pas les remèdes.*

Nous avons déjà vu qu'on appelle médicament une substance capable d'altérer dynamiquement la santé; et, remède le médicament qui opère la guérison.

Nous avons vu aussi que, pour connaître les propriétés d'un médicament, il faut l'essayer à l'état de pureté parfaite sur l'homme bien portant. Car si l'on expérimente sur l'homme malade, comment distinguer les effets propres au médicament de ceux qui sont propres à la maladie? Et si le médicament est mélangé à d'autres substances médicinales, comment démêler les symptômes particuliers à chacune?

Est-ce ainsi que la médecine officielle a procédé dans la formation de sa matière médicale ?

D'abord elle n'a jamais eu l'idée de faire des expériences méthodiques sur l'homme sain et avec des substances simples. Les substances de la pharmacopée ont été essayées sur l'homme malade et à l'état composé, celles du moins qui ont été essayées, car un grand nombre se trouvent là par hasard et sans qu'on sache pourquoi. Or, quoi de plus absurde qu'une pareille expérimentation ? Si l'Allopathie connaît quelques-uns des effets purs de quelques substances toxiques, c'est au hasard qu'elle le doit, c'est à des cas d'empoisonnement dans lesquels on songe bien plutôt à combattre énergiquement les effets de ces substances qu'à les étudier pour les utiliser thérapeutiquement. Il est vrai que l'Allopathie fait des essais de médicaments sur les animaux. Mais quel compte peut-on tenir de semblables essais, quand on sait que telle substance prise impunément par des animaux est, pour l'homme, un violent poison ? Et puis, les animaux ne pouvant raconter leurs sensations, n'est-il pas évident qu'on n'obtient, par ce genre d'expériences, que des symptômes extérieurs complétement insuffisants.

La matière médicale allopathique est si pauvre de médicaments nouvellement étudiés, que presque tout ce qui s'y lit est copié dans les anciens livres de médecine. Croira-t-on, par exemple, qu'on y retrouve ce qu'on lisait il y a dix-sept siècles dans Dioscoride : telle substance est dissolvante, sudorifique, antispasmodique, évacuante, etc.! Oui, on en est encore à attribuer aux médicaments, par pure conjecture ou d'après quelques faits isolés, des vertus générales qui n'eurent jamais d'existence que dans l'imagination des médecins. Et voulez-vous savoir par quelle admirable logique on est arrivé à la découverte de ces merveilleuses propriétés? c'est en ajoutant au médicament en expérimentation, auquel on donnait le nom de *base*, d'autres substances souvent plus actives, destinées à servir de véhicule à cette base, à diminuer son action ou à l'activer! L'*excipient*, l'*adjuvant*, le *correctif*, satellites obligés de la base, devaient, sur l'ordre du médecin, cesser d'agir d'après les lois de leur nature intime, pour se comporter selon son bon plaisir. Attribuer à une force unique un effet qui a pu être le résultat de trois autres forces employées simultanément, et plus qu'elle, peut-être, capables de produire cet effet, quelle manière de raisonner!

Ne peut-il pas arriver d'ailleurs que deux substances associées se neutralisent, ainsi que le font le camphre et l'opium? Ce qui n'empêche pas la faculté de les ordonner ensemble. Bichat avait donc bien raison de dire que la *matière médicale n'est point une science, mais un mélange informe de formules bizarres*; et Rostan, que *chaque formule est pour ainsi dire une erreur*.

Il faut donc réléguer parmi les mensonges les vertus thérapeutiques générales qui jouent un si grand rôle dans les matières médicales et les remplissent presque en entier.

Il est impossible de classer les agents thérapeutiques dans un ordre général. Dans quelle classe rangerez-vous, par exemple, le mercure qui guérit indifféremment la syphilis chancreuse, certaines phlegmasies oculaires et palpébrales, certains tremblements nerveux, bon nombre d'engorgements glanduleux? Le mercure détermine aussi des évacuations alvines abondantes. Il faudrait donc ranger ce médicament tout à la fois parmi les altérants, les antisyphilitiques, les antiphlogistiques, les antispasmodiques, les résolutifs, les évacuants!

Faut-il faire plus de cas du moyen spécieux qui consiste à déduire les vertus des médicaments de leurs qualités physiques?

D'après l'Allopathie, les plantes à saveur amère doivent, en raison de leur seule amertume, avoir sur l'organisme un seul et même mode d'action. Malgré les variétés infinies et les nuances multiples de leurs saveurs amères, elles ont toutes la propriété générale et exclusive d'être toniques et stomachiques, et peuvent être indistinctement prescrites l'une pour l'autre. Quant aux autres vertus médicinales particulières à chacun de ces agents, et souvent plus importantes que leur qualité d'amers, ils n'y font aucune attention. Ainsi, en prenant à la lettre cette décision meurtrière, on peut administrer comme seulement toniques et stomachiques la coloquinte, la scille, l'agaric, l'angusture, l'acide hydrocyanique, tout comme on peut leur supposer, à cause de cette même amertume, les propriétés du quinquina, qu'on a essayé de remplacer d'ailleurs par l'écorce du saule, par un mélange d'aloës et de noix de galle, et par une foule d'autres quinquina factices qui ont fait tant de charlatans et de dupes.

L'odorat, le plus imparfait des sens, fut aussi chargé de réunir sous une même dénomination une foule d'odeurs diverses, et les plantes aromatiques devinrent toutes des excitants, des nervins, des résolutifs, etc.

Demander à la chimie les notions positives de la matière médicale, était en apparence une idée bien plus raisonnable, mais tout aussi fausse en réalité.

En effet, les principes que la chimie organique sépare, dans les animaux et dans les végétaux, sont des parties mortes se comportant de diverses manières à l'égard des réactifs, mais dont le mode d'action diffère complétement de celui qu'ils avaient dans l'organisme vivant. Ainsi, la fibrine, la lymphe coagulable, la gélatine, l'acide lactique et les divers sels qu'elle retire de la chair musculaire, ne ressemblent en rien à ce qu'ils étaient dans le muscle vivant et jouissant de son intégrité organique. De même, les éléments que la chimie retire des plantes médicinales n'apprennent rien des effets si divers qu'elles produisent dans la manière de sentir de l'homme.

La chimie, par exemple, nous enseigne bien la composition du mercure doux, mais nous dira-t elle qu'il provoque chez l'homme une abondante salivation accompagnée d'une puanteur particulière de l'haleine? Il n'y a que l'expérimentation médicale qui puisse nous révéler cet effet dynamique du mercure sur l'organisme.

La chimie peut bien encore nous faire voir que le chou rouge et la belladonne ont à peu près les mêmes principes constituants, mais elle ne nous dit pas que le premier est une substance alimentaire, le second, un poison violent.

Enfin, une dernière source plus spécieuse de la

matière médicale reste à l'Allopathie : c'est la prétendue connaissance des remèdes tirée de l'*usage dans les maladies*, de la clinique. Montrons-en également la vanité.

De ce que, dans un cas donné de maladie, l'usage de tel médicament a été favorable et a procuré la guérison, peut-on conclure que ce même médicament sera employé utilement dans un cas semblable ? Oui, assurément. Mais il est un très-petit nombre de maladies ainsi semblables à elles-mêmes et contre lesquelles le hasard nous a donné des spécifiques. Toutes les autres maladies sont nécessairement individuelles et ne sauraient jamais se reproduire deux fois de suite, identiquement les mêmes, chez le même individu ; d'où il suit que dans toutes les maladies spéciales, c'est-à-dire dans l'immense majorité des cas morbides, il faut à chacune un remède spécial, un remède exclusivement approprié au cas présent, et dont on ne saurait prévoir aucune application nouvelle. Ainsi le soufre peut être spécifiquement employé contre la gale, parce que cette affection contagieuse reparaît toujours sous une forme constante et déterminée chez tous les sujets qu'elle atteint. Mais de ce que l'aconit a guéri une fois une fièvre inflammatoire, on n'en peut pas conclure que l'aconit est le spécifique des fièvres inflammatoires, parce qu'il n'y a pas deux fièvres de ce nom qui se ressemblent.

Cependant, c'est sur de pareilles conclusions : *de l'usage dans les maladies*, que cette multitude de recettes qui fourmillent dans les matières médicales modernes y ont été inscrites ! Quelle confiance peuvent inspirer de tels remèdes, inconnus d'ailleurs dans leurs effets spéciaux, puisqu'ils ont été expérimentés concurremment avec d'autres médicaments? Quelle confiance peuvent inspirer les médecins qui appliquent un traitement identique à une foule de maladies hétérogènes réunies sous une même dénomination, souvent à cause d'un seul caractère qui leur est commun?

Voilà cependant la méthode qu'on a osé décorer du titre de *médecine exacte*. Exacte! une médecine qui ne sait pas même employer convenablement trois ou quatre spécifiques dus au hasard, et qui ignore la loi en vertu de laquelle ils guérissent! Est-il possible d'abuser à ce point du langage?

Tenez, docteur sublime, nous définirons, nous, votre médecine exacte: L'art d'introduire gravement des drogues que vous ne connaissez point dans un corps malade que vous connaissez encore moins. Quel professeur de la faculté, en veine de franchise, désapprouverait cette définition?

> Quoi qu'à te parler net et franc
> Je ne connaisse rien au mal qui te tourmente,
> N'importe... je veux cependant
> T'en délivrer, ami Cléante :
> Prends-moi je ne sais quelle plante,
> Mets-là je ne sais où, guériras ne sais quand!

Les anciens médecins mettaient une inscription religieuse en tête de leurs ordonnances. C'était apparemment une invocation à la divinité pour qu'elle donnât au médicament la vertu curative que le médecin ignorait. Si nos docteurs modernes n'ont pas gardé cette naïve et modeste coutume, c'est peut-être parce qu'ils ne croient plus en Dieu.

§ III. — *La médecine officielle ne connaît ni les principes d'après lesquels il faut employer les remèdes, ni la manière de les employer.*

Que ferait-elle en effet de principes cette Allopathie qui ne connaît généralement ni les maladies, ni les remèdes ? Cependant elle croit en posséder trois qui vont s'évanouir devant un rapide examen. Ce sont, 1° le principe des contraires ; 2° la dérivation, 3° l'empirisme.

Loi des contraires. L'idée d'opposer à un état pathologique quelconque un médicament jouissant de propriétés contraires, le froid au chaud, le sec à l'humide, est une idée toute naturelle, aussi naturelle que celle de faire tourner le soleil autour de la terre, et qui dut se présenter la première à l'esprit des premiers malades et des premiers médecins. Cette idée, en effet, a pour elle les apparences ; et, d'abord, il est bien rare que nous voyions au-delà.

D'où cet antique axiome, qui sert de base à la thérapeutique officielle : *Les contraires guérissent par les contraires*, d'après lequel on emploie l'eau froide contre les brûlures, les purgatifs contre la constipation, les narcotiques contre l'insomnie.

Mais, pour opposer aux symptômes d'un mal les effets contraires d'un médicament, il aurait fallu préalablement connaître ces effets, et nous avons vu que l'Allopathie les ignore absolument.

Traiter par les contraires signifie, en Allopathie, opposer une seule propriété connue d'un médicament à un seul symptôme connu d'une maladie, sans s'inquiéter ni des nouvelles altérations morbides que les propriétés inconnues de ce médicament peuvent déterminer dans l'organisme, ni des autres symptômes de la maladie. Ainsi, l'on sait empiriquement que l'opium a une vertu soporifique, et l'on donne empiriquement l'opium dans les insomnies. Mais l'opium produit encore un froid général de la peau, des vertiges, l'hébétude, des convulsions, et beaucoup d'autres symptômes inconnus à l'Allopathie.

Un traitement, pour être rationnel, ne doit-il pas être dirigé contre l'universalité des symptômes ? Or nous défions l'Allopathie de citer un *seul* médicament dont elle connaisse les effets précisément contraires à tous les symptômes d'une maladie ?

Eût-elle d'ailleurs une matière médicale pure, basée sur la loi des contraires, qu'il serait impossible qu'une guérison s'effectuât jamais d'après cette loi. En effet, il est en chimie, comme en physique, en médecine et même en morale un principe sanctionné par l'expérience : c'est que *toute action provoque une réaction en sens contraire, et que la réaction est toujours égale à l'action.* D'après ce principe, si l'on dirige contre des symptômes morbides un médicament dont l'action soit contraire à ces symptômes, ceux-ci pourront bien être atténués et même disparaître palliativement un instant, mais bientôt la réaction arrivant et se comportant précisément dans le sens des symptômes du mal, elle les aggravera infailliblement, et d'autant plus que la dose médicamenteuse aura été plus élevée. Ainsi, après son immersion dans l'eau froide, la main brulée devient plus rouge et plus douloureuse; la constipation, plus opiniâtre après l'usage des purgatifs ; et l'insomnie, plus rebelle et plus fatigante après celui de l'opium.

Voilà pour les contraires évidents ; mais combien n'y a-t-il pas de contraires problématiques, c'est-à-dire de médicaments appelés ainsi uniquement parce qu'ils sont employés *contre ?* Qu'on me dise donc le contraire de la gale, de la syphilis, de la fièvre intermittente ?

La loi des contraires n'est pas autre chose que cette naïveté vide de sens et digne de monsieur de la Palisse : *Le remède qui guérit, guérit.*

En effet, en Allopathie, on n'appelle pas le contraire d'une maladie ce qui présente des symptômes spéciaux opposés à ceux de cette maladie, mais ce qui la fait disparaître. Ainsi le mercure est nommé le contraire de la syphilis chancreuse, qu'il guérit, quoique les allopathes sachent très-bien que les symptômes du mercure sont semblables et non contraires à ceux de cette espèce de syphilis. Les médicaments ne peuvent donc produire que des symptômes analogues à ceux d'autres médicaments ou à ceux des maladies. En effet, le contraire de la maladie c'est la santé et le contraire des symptômes d'un médicament c'est l'absence de symptômes.

Ce n'est donc point d'après la prétendue loi des contraires que l'Allopathie guérit, quand elle triomphe par hasard au moyen des spécifiques : le mercure, le soufre, le sulfate de quinine ; c'est d'après la loi des semblables. Mais, ignorant cette loi, elle administre ces spécifiques à trop fortes doses et laisse ordinairement à la place de la maladie naturelle une maladie médicamenteuse souvent incurable. C'est ainsi que l'Allopathie, non-seulement ne sait pas employer les quelques remèdes qu'elle connait, mais que ces remèdes mêmes deviennent entre ses mains une arme dangereuse.

Dérivation. Quand l'Allopathie est à court de contraires, elle se retranche dans une méthode indirecte ou révulsive, aussi ancienne que la précédente, qui consiste à détourner sur un point moins important de l'organisme, et par des moyens violents, l'excitation et l'afflux anormaux qui ont lieu dans un organe plus essentiel. Dans ce cas, les substances médicinales agissent non pas dans un sens contraire au mal, mais différent de lui. Or, en vertu de ce principe fondé sur la connaissance des sympathies organiques : *quand deux affections existent en même temps dans deux points divers de l'économie, la plus forte atténue la plus faible*, il arrive quelquefois que ces moyens indirects procurent un soulagement momentané en diminuant la congestion de l'organe affecté ; ils peuvent même, extraordinairement, guérir quelques maladies aiguës : mais, dans les maladies chroniques, le mal reprend son siége primitif et parcourt ses périodes accoutumées aussitôt qu'on suspend l'usage des dérivatifs. Tristes victimes des sinapismes, des vésicatoires, de la diète, des saignées, des ventouses, des moxas, des sétons, des cautères, de la glace, en un mot de cet arsenal d'instruments de tortures souvent pires que vos propres souffrances, nous vous prenons à témoins de la vérité de nos assertions ; on dérive, on déplace vos maux et trop souvent on les aggrave, mais on ne les anéantit pas !

Il faut néanmoins convenir que les palliatifs sont

souvent d'une utilité réelle en médecine, entre les mains du praticien habile, en ce que diminuant momentanément la gravité des symptômes alarmants, ils donnent le temps d'agir avec des moyens plus directs ; mais ces moyens, surtout utiles aux médecins qui peuvent puiser des ressources thérapeutiques dans une autre matière médicale que celle de la faculté, étant exceptionnels, ne peuvent constituer une méthode rationnelle et générale de traitement.

Empirisme. *Toute médication qui a guéri une maladie doit également guérir les maladies semblables* : voilà la formule de l'empirisme.

Cette formule, qui semble vraie à première vue, ne supporte pas l'examen.

Nous savons en effet qu'il n'y a, qu'il ne peut pas y avoir deux maladies absolument semblables, que toute maladie est essentiellement individuelle. Cela tient à ce que rien ne peut se répéter dans l'Univers parce qu'il est infini. Deux maladies identiques supposeraient l'épuisement des combinaisons inépuisables de la substance, la réalisation irréalisable de tous les possibles et détruiraient l'infini en le limitant.

L'Allopathie sait maintenant à quoi s'en tenir au sujet du mercure et du sulfate de quinine, qu'elle employait, l'un, contre toutes les syphilis, l'autre, contre toutes les fièvres intermittentes. Aussi le mot d'empirique est-il devenu dans la bouche des allopathes une injure ; ils en ont fait le synonyme de charlatan.

« L'empirisme est sans valeur, dit un médecin distingué, si ce n'est au moment où il révèle un fait nouveau. L'expérience qu'on obtient avec son aide meurt avec l'occasion qui l'a fait naître. L'empirisme raconte des succès sans pouvoir dire comment il les a obtenus, ni s'ils se reproduiront : c'est de l'histoire, ce n'est pas de la science ; car la science rapporte le fait à une loi, et la loi à la main elle dit l'avenir : de l'avenir et du passé l'empirisme ne sait rien ; le présent seul lui appartient ; et le présent est déjà si loin de nous quand nous le racontons, que nous ne l'estimons qu'autant qu'il nous conduit à l'avenir. »

Ainsi, l'Allopathie n'a ni diagnostic sûr, ni thérapeutique vraie, ni principes certains; elle n'a que des préjugés vieux comme le monde, des opinions divergentes ou contradictoires, des théories extravagantes et une pratique d'*à peu près*. Aussi est-on effrayé quand on vient à penser que depuis près de 3000 ans le sort de l'humanité malade est entre ses mains. Sans remonter à des temps trop loin de nous, quels maux n'ont pas dû résulter, par exemple, de l'application qu'on a faite, en Europe, des opinions dominantes sur la nature des maladies ? Combien d'empoisonnements par des médicaments actifs ou longtemps continués, les purgatifs, les sudorifiques, les diurétiques. Quels flots de sang humain répandu par les mains des phlébotomistes ! Le célèbre Bouvard, médecin de Louis XIII, ordonna à son royal malade 47 saignées, 215 vomitifs ou purgatifs et 312 lavements dans l'espace d'une année. Au plus fort de la médecine dite physiologique, on employait plus de six millions de sangsues dans les hôpitaux de Paris et à l'Hôtel-Dieu ; on y répandait aussi, chaque année, plus de

200,000 livres de sang! Nous ne parlons pas des énormes quantités de poisons violents donnés par les partisans de Rasori, l'apparition de la doctrine de Broussais ayant heureusement mis obstacle à l'extension, en France, de cette doctrine de vrais empoisonneurs.

Un médecin allemand a calculé que, au beau moment de Broussais, les sangsues dévoraient en France, année commune, 247,000 livres de sang humain! certains médecins en ordonnaient de 300 à 400 à la fois!

Le baron Portal, dans son *Traité d'anatomie médicale*, cite des perforations des membranes de l'estomac, des cancers, des squirres du pylore par l'abus des acides minéraux!

Gianini — *Traité des fièvres* — cite aussi des prescriptions de doses énormes d'acides sulfurique et muriatique ordonnées par des médecins!

Lieutaud, dans son *Traité d'anatomie pathologique*, rapporte plus de 600 observations de lésions mortelles de l'estomac et des intestins dues aux médicaments âcres, à l'émétique et aux poisons!

Laënnec, dans le traitement de la pneumonie, administrait six grains d'émétique!

Rasori, dans la même maladie, en portait la dose à 24 grains par jour, puis à un gros et demi et même plus.

Borda et les autres contre-stimulistes sont allés jusqu'à ordonner de l'eau de laurier cerise cohobée, 100, 150 et 200 gouttes à la fois, et huit fois par jour. Ils ont administré 10, 20 et 30 grains de gomme gutte; 10, 20, 30 et même 40 grains de kermès minéral et de digitale pourprée.

Dans les pneumonies traitées par Bréra au moyen des saignées, il est mort :

des sujets saignés de 2 à 3 fois	19 pour 0[0
des sujets saignés de 3 à 9 fois	22 pour 0[0
des sujets saignés plus de 9 fois	68 pour 0[0
des sujets *non* saignés	14 pour 0[0

Pauvres malades ! n'est-ce donc pas assez déjà pour vous d'être les malheureuses victimes des maladies, sans devenir encore la proie des médicaments ! Les Anglais appellent un malade *the patient, le patient*; peut-on mieux peindre l'état d'un homme aux prises avec MM. de la Faculté !

Et dire que la saignée coup sur coup, la saignée jusqu'au blanc, a été élevée de nos jours au rang de *médecine exacte !* que la saignée règne despotiquement en France, et que les allopathes s'intitulent pompeusement *ministres de la nature !* Ah ! dites plutôt *ministres de la mort !*

La soustraction du sang, de quelque manière qu'elle s'opère, par la lancette ou par ces *vampires d'eau douce* qu'on appelle sangsues, est la plus meurtrière de toutes les médications allopathiques. Voilà pourquoi nous insistons tant ici sur la saignée. Quand elle ne tue pas le malade elle lui laisse une longue convalescence et souvent une faiblesse chronique dont il ne se relève jamais.

Si la saignée peut être utile quelquefois, ce n'est que par exceptions, et ces exceptions très-rares devraient être prévues par les lois.

On dirait vraiment que les allopathes ignorent le rôle précieux du sang dans l'économie. Mais ne savez-vous donc pas que la perte totale de *cette chair coulante*, de ce *fluide vital*, c'est la mort ! Aussi ne craignons-nous pas d'appeler la saignée, cette diète rétroactive, un commencement d'assassinat toutes les fois qu'elle n'est pas justifiée par un cas exceptionnel.

Quand à la saignée coup sur coup, vous ajoutez la diète effective, il n'y a qu'un miracle de la nature qui puisse sauver la triste victime de la lancette et de la famine.

En vain, prétendrez-vous que, par vos saignées, vous affaiblissez la maladie, puisque vous affaiblissez en même temps le malade dans la même proportion. Dans le duel à mort qui a toujours lieu entre le mal et la nature, si la nature doit triompher, pourquoi, par vos émissions sanguines, entraver sa réaction salutaire ?

La vie ne s'entretient que par la nutrition ; la meilleure médication est donc celle qui seconde la nutrition ; celle qui la supprime est une médication homicide. La diète prolongée, les saignées réitérées diminuent la vitalité, détraquent le système nerveux, déterminent des tremblements, des paralysies, des hydropisies, des phthisies, des épuisements continuels et toutes sortes d'accidents et d'autres maladies.

Plus sages que nos médecins d'Europe, les médecins orientaux ne saignent pas. Ils disent que « si le pot bout trop fort, il ne faut pas diminuer la liqueur mais l'action du feu. »

Armand Carrel, épuisé par des saignées à outrance, s'écriait à son lit de mort : *ma raison, je l'ai perdue par les saignées !*

Le docteur Frappart, huit jours avant sa mort, disait, le cœur navré, en montrant à un ami le buste de l'inventeur du méloplaste : *voilà un homme que j'ai fait mourir dix ans avant son temps, par les saignées.*

Plusieurs *saigneurs* de l'académie de médecine n'ont-ils pas, en pleine séance, stigmatisé la *saignée, cette panacée universelle* de l'Allopathie ?

Descartes, à son lit de mort, disait aux médecins qui s'apprêtaient à le saigner : « *Messieurs, épargnez le sang français.* » Traduisant cette pensée du grand philosophe, nous dirons et redirons aux docteurs de l'*école saignante : Ah ! Messieurs, épargnez le sang humain !* Mais, hélas ! nous ne serons point écouté, et le sang humain continuera de couler à flots sur la terre.

Si nous étions gouvernement, nous obligerions par une loi les médecins allopathes à se marier. Les allopathes célibataires sont doublement sous le coup de l'article 302 du Code pénal ; ne serait-ce donc point justice qu'ils restituâssent à l'État par le mariage, quelques citoyens pour ceux qu'ils lui enlèvent, à toute heure, par un art meurtrier. Tout au moins nous les forcerions, toujours par une loi, à revenir à l'innocente (1) méthode d'Esculape : le lait de chèvre et la langue de caniche, en les exemptant toutefois de l'impôt sur les chiens. Sans plaisanterie, nous voudrions voir, comme dans l'antique Égypte, les médecins responsables, parce que, dans l'Allopathie, ils sont d'autant plus dangereux qu'ils

---

(1) Innocente ! hélas ! non. Il est maintenant démontré que l'horrible syphilis est contagieuse de l'homme aux animaux !

sont plus convaincus. L'allopathe honnête homme, qui ne croit pas à son art ou qui en doute , et les deux cas sont plus nombreux qu'on ne pense , ou bien en abandonne la pratique, ou bien fait de l'expectation. Mais le médecin qui a foi dans les faux principes de l'Allopathie fait de la médecine active du matin au soir ; or, avec des principes faux, il est évident que plus on agit, plus on tue.

Maintenant, si notre curieuse lectrice était tentée de nous taxer de partialité et d'exagération, nous lui dirions :

Dans une maladie compliquée (d'un parent ou d'un ami), consultez vingt médecins et vous verrez si vous n'avez pas vingt consultations différentes ! Alors , convaincue par vous-même de la stricte vérité de notre critique, vous vous écrierez aussi avec un des plus honnêtes médecins de ce temps-ci :

Médecine, pauvre science !
Médecins, pauvres savants !
Malades, pauvres victimes !

CHAPITRE V.

L'homme peut-il espérer découvrir la vérité en médecine ?

Les efforts de l'humanité pendant tant de siècles pour découvrir la vérité médicale sont-ils donc perdus, et la médecine est-elle destinée à n'être éternellement que *l'art de bercer les malades d'un chimérique espoir*, comme dit Broussais; ou comme dit Fodéra : *l'art de les soulager par la magie de l'espérance ?*

Qu'il se trompe ou non dans ses recherches, l'esprit de l'homme ne travaille jamais en vain. Ce n'est même qu'après s'être égaré dans les mille sentiers de l'erreur qu'il arrive enfin au sanctuaire de la vérité. De même que l'astrologie nous a conduits à l'astronomie ; l'alchimie, à la chimie ; la recherche de la quadrature du cercle et du mouvement perpétuel, à des découvertes imprévues en mathématique et en mécanique ; de même, l'empirisme et les systèmes contradictoires nous mèneront à la vraie thérapeutique. Non, l'homme ne sera pas toujours en proie, sans défense, à ces milliers d'influences pernicieuses qui luttent incessamment contre sa santé et sa vie et les lui enlèvent prématurément. La maladie cessera de régner un jour sur cette planète que la santé a mission d'animer et d'embellir; et la mort ne moissonnera pas éternellement, d'un même coup de sa faucille, les existences vertes et fleuries et les vies fanées par le temps.

L'homme doit mourir de vieillesse, c'est là sa mort normale, et non de maladie. (1) Non, ce n'est

(1) Il y a deux sortes de morts : l'une, naturelle, normale ou divine, qui a lieu sans convulsions et sans douleur, et délivre l'homme des infirmités de la vieillesse pour le revêtir d'une jeunesse immortelle ; l'autre, artificielle, anormale ou humaine, résultant de la maladie qui est le fait de l'ignorance de l'homme ou de l'abus de sa liberté. C'est cette seconde espèce de mort qui doit disparaître un jour de la terre.

point à 20 ans, ni à 40, ni à 60 que nous devons quitter la scène du monde. L'expérience atteste que nous pouvons, dès maintenant, vivre une vie moyenne de cent années.

« La mort qui arrive avant l'âge de cent ans, dit le savant Hufeland, est presque toujours accidentelle ; de sorte qu'il se trouve à peine un homme sur dix mille qui atteigne cet âge.

« L'ouverture du corps de Th. Parre, qui fut faite à l'âge de 152 ans et qui montra tous les viscères parfaitement sains, prouve que cet homme aurait pu vivre plus longtemps encore si le nouveau genre de vie au milieu duquel les circontances le transportèrent ne lui avait causé une pléthore mortelle. Il n'y a donc rien d'invraisemblable à dire que l'organisme et la force vitale peuvent, l'une durer, et l'autre agir pendant deux siècles. Cette faculté de vivre un aussi long espace de temps réside dans la nature humaine considérée d'une manière absolue. »

« Ce qui donne beaucoup de poids à cette proposition, c'est qu'elle s'accorde d'une manière parfaite avec le rapport qui existe entre la durée de l'accroissement et celle de la vie. On peut poser en principe qu'un animal vit huit fois autant de temps qu'il en met à croître. Or, l'homme, dans l'état ordinaire, quand l'art ne hâte pas en lui la marche de la nature, a besoin de 25 ans pour arriver au dernier terme de sa perfection physique, ce qui lui assigne une durée absolue de deux cents ans. »

Haller, qui a rassemblé la plupart des exemples connus de longévité, établit la proportion suivante :

plus de 1000 exemples d'individus morts de 100 à 110 ans ; 60 de 110 à 120 ; 29 de 120 à 130 ; 15 de 130 à 140 ; 6 de 140 à 150 et un à 169.

Dans l'année 1840, il est mort en Russie 479 personnes âgées de plus de 100 ans, dont 236 ont vécu jusqu'à 105 ans ; 108 jusqu'à 110 ; 39 jusqu'à 115 ; 15 jusqu'à 120 ; 25 jusqu'à 125 ; 4 jusqu'à 130 et 2 jusqu'à 145 ans.

M. Noël des Quersonnières, ancien commissaire des guerres, est mort à Paris en 1845, à l'âge de 117 ans. Il n'avait ni incommodités, ni infirmités, faisait quatre repas par jour, lisait et écrivait sans lunettes, et cultivait encore la poésie avec succès. A 90 ans il avait épousé une jeune Anglaise de 16 ans qui mourut en couches en lui donnant un fils. Il racontait que sa grand'mère était morte à 125 ans des suites d'un faux pas.

Dans la même année (1845) vivait à Mion (Isère), un homme âgé de 140 ans qui n'avait jamais bu ni vin, ni liqueur, et n'avait eu que trois heures de maladie dans sa vie.

Un anglais, Thomas Carn, a vécu 207 ans, comme on peut le voir sur les registres de la paroisse de Saint-Léonard-Schereditch. Né en 1381, il mourut en 1588. Il avait vu douze rois.

Ainsi, l'homme peut, terme moyen et dans les conditions atmosphériques actuelles, vivre cent années ; car ce qui est réalisé par quelques-uns est

(1) Nous connaissons un vieux soldat, âgé de 104 ans, qui gagne, en ce moment, sa vie à poser chez des peintres. Nous avons vu son acte de naissance : David Armand, demeure à la Chapelle Saint-Denis, boulevard Saint-Denis 36.

en virtualité dans tous. Et, cependant, sous l'empire de ses passions et dans un ordre social qui est loin d'être en harmonie avec ses hautes destinées, sous l'empire d'une hygiène détestable et d'une médecine plus détestable encore, c'est à peine s'il est un homme sur dix mille qui arrive à l'âge de cent ans.

Voilà donc les 9999 dix millièmes de l'espèce humaine dont les destinées sont brusquement interrompues par les causes morbifiques, si multipliées, dont le génie de l'homme pourrait triompher, et par les autres fortuités, en petit nombre, contre lesquelles notre volonté vient se briser impuissante et vaincue. Cependant, si la santé est pour l'homme la condition *sine quâ non* de l'accomplissement de ses destinées, il faut en conclure qu'il existe nécessairement une thérapeutique simple, facile, à portée de tous, possédant un remède certain contre chaque maladie ; la sagesse et la bonté de Dieu nous en répondent.

Oui, il existe un art infaillible de guérir. Celui qui a fait à l'homme un devoir de vivre toute sa vie d'épreuve, quelque pénible qu'elle soit, qui lui a imposé l'obligation de lutter contre la maladie, n'a pu l'abandonner sans armes à la merci de ce terrible ennemi. Le remède doit se trouver à côté du mal. Dieu a répandu sous nos pas le trésor des vérités nécessaires ou utiles à l'humanité, et il nous a donné le génie pour les découvrir. *Cherchez et vous trouverez*, nous a dit le livre de la bonne nouvelle. L'ordre de chercher suppose bien quelque chose à découvrir. La vérité aime à se révéler à ceux qui croient, parce que la foi seule donne la persévérance.

Aussi, est-ce un croyant, un homme religieux qui a doté enfin l'humanité d'une thérapeutique divine dans son principe, basé sur la *loi universelle des semblables*, et qui à peine hors de l'enfance a déjà fait le tour du monde.

Nous avons nommé l'Homœopathie.

Lorsque le temps aura développé et mûri cette doctrine, quand il l'aura dépouillée des exagérations et du charlatanisme qui la ridiculisent aux yeux de beaucoup, ce jour-là la, médecine prendra enfin sa place parmi les sciences exactes.

CHAPITRE VI.

Loi des semblables.

La loi des semblables est la plus générale, la plus fondamentale des lois de la nature. C'est la première, c'est la loi des lois. C'est le principe physiologique universel qui préside, non-seulement à la création, au développement, à la conservation, à la vie et au progrès de tout ce qui existe, mais qui est aussi le principe éternel d'existence de Dieu même.

L'attrait éternel et réciproque, en Dieu, des deux semblables contrastés l'*Être* et la *Vie*, c'est-à-dire la tendance incessante de ces deux principes ou sexes à se pénétrer réciproquement, à se fondre, à s'assimiler ; cet attrait ou tendance invincible à l'identification et à l'unification qui s'appelle amour, produit, de toute éternité, des êtres substantiellement *semblables* ou frères par leur divine essence. Tous ces êtres, images, fils de Dieu, semblables à Dieu par la substance et par le double aspect sexuel ou contrasté qui est en eux : l'*Etre*, la *passivité* ou la *matière*, et la *Vie*, l'*activité* ou l'*esprit*; tous ces êtres se conservent, se développent et vivent eux-mêmes individuellement, et reproduisent, chacun, leur espèce par la même loi physiologique d'amour ou d'assimilation qui est aussi la loi de leur destinée. Car chaque être particulier étant de nature divine, doit avoir nécessairement pour but de réaliser dans le temps et l'espace infinis le Tout divin qui est en lui.

L'homme vit en *absorbant* des aliments, c'est-à-dire des êtres modalement distincts de lui, desquels, par une distillation, par une chymification merveilleuses, il s'*assimile* les parties actuellement convenables, analogues et sympathiques à sa nature, et rejette les parties actuellement antipathiques et contraires, tout en *rayonnant* sans cesse autour de lui sa propre substance. Ainsi, *absorption*, *assimilation*, *émanation* : telle est la loi de la physiologie humaine. En la généralisant, nous avons la loi de la physiologie universelle qui régit la vie des étoiles, comme celle des animalcules; la vie des sociétés, comme celle des individus.

Oui, tout vit par et pour l'assimilation. L'absorption et l'émanation ne sont que les moyens de ramener, par une série d'élaborations et de transformations, le *divers à l'identique* et le *multiple à l'unité*; c'est-à-dire d'*assimiler* l'individuel à l'Universel, la partie au Tout.

Ainsi, le minéral (1) se nourrit du métal en le minéralisant ; le végétal, du minéral en le végétalisant ; l'animal, du végétal en l'animalisant ; et l'homme, de tous les êtres des règnes ou ciels inférieurs au sien en les *hominalisant* ou se les *assimilant*.

La vie intellectuelle et la vie morale sont soumises à la même loi physiologique. L'étude est une digestion, une assimilation d'idées. La sympathie, l'amour, l'amitié se nourrissent d'instincts, de goûts, de sentiments semblables. La pensée vit de la pensée ; le cœur vit du cœur; et cette double vie est d'autant plus complète et heureuse que les idées, les sentiments, etc., dont elle se nourrit, ont plus d'analogie avec les dispositions naturelles ou actuelles de chaque individu.

Toute association, quelle qu'elle soit, moléculaire, végétale, animale, humaine, planétaire, stellaire ne peut avoir lieu qu'entre éléments semblables.

L'économie sociale, cette science qui se cherche encore, se sera trouvée le jour où elle sera devenue une physiologie sociale semblable à la physiologie de l'homme et à celle de l'Univers.

L'industrie est le grand laboratoire dans lequel l'homme transforme la matière pour se l'assimiler. La philosophie, la science cherchent et indiquent les rapports de ressemblance entre le *microcosme* qui s'appelle l'homme et le *macrocosme* qui s'appelle l'Univers.

(1) La vie minérale est d'autant plus parfaite qu'elle est plus normale, c'est-à-dire qu'elle se rapproche plus de l'état de cristallisation, lequel résulte de l'association de parties géométriquement semblables.

La littérature, les beaux-arts ont pour but d'idéaliser le réel et de réaliser l'idéal, c'est-à-dire d'assimiler l'un à l'autre.

La religion, la morale commandent l'assimilation des hommes entr'eux et des hommes à Dieu : Aimez le prochain *comme* vous-mêmes ; soyez parfaits *comme* votre Père céleste est parfait.

Qu'est-ce encore que la mode, l'opinion, l'éducation, la civilisation ? sinon quatre autres manières de réaliser le *semblable.*

La loi des semblables est tellement la loi universelle, que ce que nous appelons les opposés et les contraires eux-mêmes, au physique et au moral, ne sont que des semblables contrastés. La lumière et les ténèbres, le chaud et le froid, la santé et la maladie, la vie et la mort, l'électricité positive et l'électricité négative, le pôle sud et le pôle nord de l'aimant, l'unité et la multiplicité, l'identité et la diversité, le relatif et l'absolu, le fini et l'infini, l'amour et la haine, la vérité et l'erreur, le bien et le mal même, dans certains cas, qu'est-ce que tout cela, sinon le semblable contrastant avec lui-même comme le *plus* contraste avec le *moins*, comme *un* contraste avec *deux*, avec *trois*, avec *mille.*

Si la loi des semblables préside à tout, elle doit présider aussi à la médecine ; c'est en effet ce qui a lieu.

De même que l'hygiène (1) commande à l'homme

(1) Les préceptes de l'hygiène reposent tous sur la loi des semblables. Ainsi, pour entretenir l'activité vitale et le jeu des organes, elle ordonne l'exercice et le mouvement Ainsi encore, pour que nous résistions facilement au chaud,

qui se porte bien, c'est-à-dire qui a la puissance d'*assimiler*, de prendre des aliments ou substances *assimilables*, de même la thérapeutique ordonne à l'homme malade, c'est-à-dire qui ne peut plus assimiler, de prendre des médicaments ou substances réfractaires à l'assimilation. A ce point de vue, toutes les doctrines et toutes les écoles rivales de tous les temps ont eu et ont encore pour fondement la même loi des semblables, puisque toutes combattent *le mal par le mal*. Mais cette loi de similitude a été jusqu'ici trop générale en médecine. Quoique chaque aliment ait en soi la puissance nutritive et soit assimilable, cependant tous les hommes ne sont pas également bien nourris par tous les aliments, et chaque individu a besoin d'une nourriture spéciale, individuelle, c'est-à-dire de celle qui est le plus analogue et sympathique à son idiosyncrasie. De même, bien que chaque médicament ait le pouvoir de rendre malade et, par conséquent, de guérir toutes les maladies, celles-ci ne peuvent pas néanmoins être guéries par tous les médicaments, et chaque maladie a besoin d'un médicament spécifique et approprié, c'est-à-dire de celui dont les effets ressemblent le plus aux symptômes de cette maladie.

Voilà ce que la médecine avait ignoré ou bien oublié jusqu'ici, et ce que l'Homœpathie est venue apprendre ou rappeler aux médecins. Oui le mal

---

au froid, au sec, à l'humide, aux courants d'air, à la fatigue, etc., elle nous recommande de nous y accoutumer peu à peu, en les prenant à petites doses. C'est par le même moyen qu'on peut arriver à prendre impunément de grandes doses de poison.

appelle le mal comme le bien appelle le bien : *qui se ressemble s'assemble.* Le médicament guérit la maladie parce qu'il est capable de la faire naître, comme l'aliment apaise la faim parce qu'il a le pouvoir de la provoquer. C'est ce que nous allons développer au chapitre suivant.

CHAPITRE VII.

L'Homœopathie.

Διά το ἐμέειν ἔμετος παύεται.
Le vomissement guérit le vomissement.

Lé mal guérit le mal.
MONTAIGNE, *Essais*, liv. IX.

§ Ier. — *Historique de l'Homœopathie.*

L'Homœopathie est la loi universelle des semblables appliquée à la guérison des maladies.

Nous savons déjà que le père de la médecine connaissait et appliquait ce principe.

En effet, on lit dans une édition latine des œuvres d'Hippocrate publiée à Francfort, par Foes, en 1595, ces paroles remarquables :

« D'un autre côté la maladie vient par les semblables et guérit en lui opposant les semblables. Ainsi le même agent produit la strangurie quand elle n'existe pas, et l'apaise si elle existe. Et la toux est occasionnée et calmée par les mêmes moyens ; et la fièvre, qui se développe à cause de la tuméfaction, disparaît par les moyens qui la font naître ;

et si l'on veut faire prendre à quelqu'un un médicament capable d'exciter le vomissement ou de lâcher le ventre, on l'apaise aussi bien par les substances qui provoquent ces deux états, que par celles qui le calment. En effet, on arrête chez celui-ci le vomissement par le vomissement, et chez celui-là par le moyen qui le calme, parce qu'il rend par en bas les matières qui produisent le vomissement. Ainsi l'homme recouvre la santé par l'une et par l'autre méthodes, qui sont opposées. *De locis in homine*, p. 92.

On lit les mêmes choses dans l'édition grecque publiée à Bâle en 1538, *Traité des lieux*, page 72, ainsi qu'au t. III, p. 131 de l'*édition de Haller).*

La méthode des semblables paraît avoir été complétement mise en oubli par les successeurs d'Hippocrate. Ce n'est qu'au 16e siècle qu'on la voit reparaître dans la médecine sous les auspices de Paracelse.

Dans un savant article sur le célèbre alchimiste, publié par M. Fauvety dans la *Revue philosophique et religieuse* de janvier 1856, on lit les curieux extraits qui suivent.

« ... Il faut chercher dans l'analyse du monde externe quelles sont les parties qui sont les analogues de chacun de nos organes, afin de pouvoir guérir la maladie en donnant à chaque partie du corps ce qui lui est *semblable*... Ce qui sert à un organe correspond à la nature de cet organe : *le semblable appartient à son semblable.* Il est faux que les contraires guérissent par les contraires ; vous ne devez pas chasser l'arcane, mais aider l'arcane interne au moyen de l'arcane extérieur qui lui correspond... Chaque homologue externe guérit son homologue interne, le mercure extérieur guérit le mercure de l'intérieur, etc.

» Le fondement et la colonne de la médecine, c'est d'administrer à chaque organe ce qui lui est anatomiquement *semblable* » dit-il sans cesse... « En traitant par les *contraires*, c'est comme si, quand nous demandons du pain, vous nous donniez des couleuvres. »..... Ce qui guérit donne la nature du mal, et quand on connaît le spécifique de l'un, on connaît la spécificité de l'autre. Cherchez au dehors ce qui correspond à votre mal du dedans par sa ressemblance de nature : il y a un mal de l'arsenic, un autre de l'alun. Ne dites pas une colique venteuse mais une *colique de musc*, si c'est le musc qui la guérit. »

Paracelse est persuadé que chaque maladie a son spécifique dans la nature ; et qu'il faut chercher dans chaque substance sa vertu active. C'est ce que fait la chimie moderne. Il recommande de simplifier les médicaments : « Cherchez plutôt à extraire qu'à composer, à savoir ce qu'il y a de caché en chaque objet, plutôt qu'à tout confondre... Toute substance est composée de plusieurs éléments différents associés ; mais, parmi eux, il y en a un qui domine les autres et qui imprime à la substance tout entière son propre caractère. C'est cet élément qui porte le nom de quintessence quand il est dégagé du mélange... La quintessence, c'est la vie, la force, la propriété des choses... »

Les homœopathes peuvent aussi voir dans Paracelse leur système des doses infinitésimales et de la sublimation des propriétés de la substance : « Souvenons-nous, y est-il dit, que la partie médicale et active n'est pas celle que voient nos yeux. Vingt livres d'une substance se réduisent à une once de quintessence, qui est cependant la partie médicinale... c'est pourquoi, moins il y a de corps plus il y a de vertu médicinale... Qu'y a-t-il de plus brut que de manger de la chair crue, de se couvrir de peaux ? Il l'est autant de broyer au hasard une foule de médicaments ensemble. Il faut savoir calciner chaque substance, la sublimer, la transformer en quelque sorte. Le *sublimé* d'une première opération n'est que de la terre par rapport à la seconde, et ainsi de suite... »

Paracelse avait deviné le *magnétisme* comme il avait deviné l'*Homœopathie*, ainsi que le témoignent ces paroles : « La volonté d'un individu peut, par l'énergie de son effort, agir sur l'être spirituel d'un autre individu, entrer en lutte avec lui et le soumettre à sa puissance. »

Paracelse, en sa qualité de novateur, ameuta contre lui ses contemporains, et spécialement ses confrères, qui affectèrent de le regarder comme un fou ou un charlatan. La haine acharnée de ses ennemis semble avoir poursuivi à travers les siècles ce médecin consciencieux, ce savant universel, ce chercheur infatigable, cet homme de génie, religieux, inspiré, généreux, qui donna tous ses biens aux pauvres ; car les médecins de ce temps-ci, et même les érudits professeurs de la Faculté, ne voient encore aujourd'hui dans Paracelse qu'un charlatan ou un fou (1).

---

(1) M. Bouchardat, *pharmacien en chef de l'hôtel-Dieu, et*

Paracelse, cependant, eut de nombreux disciples. Les spagiriques ou hermétistes traitaient d'après la méthode des semblables, comme en fait foi ce passage de saint François de Sales, né en 1567 et mort en 1622, c'est à-dire 81 ans après Paracelse.

« Quelle méthode doit-on tenir pour ranger les affections et les passions au service du divin amour?

» Les médecins méthodiques ont toujours en bouche cette maxime : *que les contraires sont guéris par leurs contraires* ; et les spagiristes célèbrent une sentence opposée à celle-là, disant : *que les semblables sont guéris par leurs semblables*. Or, comme qu'il en soit, nous savons que deux choses font disparaître la lumière des étoiles : l'obscurité des brouillards de la nuit et la plus grande lumière du soleil ; et de même nous combattons les passions en leur opposant des passions *contraires*, ou en leur opposant de plus grandes affections de *leur sorte*; l'amour sensuel et terrestre sera ruiné par l'amour céleste, ou comme le feu est éteint par l'eau à cause de ses qualités contraires, ou comme il est éteint par le feu du ciel à cause de ses qualités semblables, plus fortes et prédominantes. Notre-Seigneur use de l'une et de l'autre méthode en ses guérisons spirituelles. » *Traité de l'amour de Dieu*, l. II, ch. 20.

Cette doctrine fut aussi connue, sinon pratiquée, dans le 16e siècle, en France, par Fernel ; dans le

---

professeur d'hygiène à la faculté de Paris, a cependant rendu hommage au célèbre alchimiste : « La plupart des belles découvertes thérapeutiques de Th. Paracelse, dit-il, reconnaissent pour point de départ ce principe : *Similia similibus curantur.* » *Formulaire magistral* de 1840, p. 404.

17e, en Angleterre, par Sydenham, et en Belgique par Van-Helmont ; dans le 18e enfin, par Heister et Stahl, en Allemagne. Stahl est celui dont la conviction à cet égard est le plus nettement formulée :

» La règle admise en médecine, dit-il, de traiter les maladies par des remèdes contraires ou opposés aux effets qu'elles produisent, est complétement fausse et absurde. Je suis persuadé, au contraire, que les maladies cèdent aux agents qui déterminent une affection semblable. C'est ainsi que j'ai réussi à faire disparaître une disposition aux aigreurs par *de très-petites* doses d'acide sulfurique, dans des cas où l'on avait inutilement administré une multitude de poudres absorbantes. (J. HUMMEL, *Comment. de arthritide ;* Budingæ, 1738, in-8°, p. 40-42.)

En 1790, un médecin allemand qui avait depuis dix ans renoncé à la pratique de la médecine, parce qu'il la trouvait impuissante à soulager l'humanité souffrante, Samuel Hannemann fit faire un pas immense à la doctrine des semblables. En tirant toutes les conséquences renfermées dans ce principe fécond, il constitua sur ses véritables bases l'art de guérir.

Pendant qu'il était occupé à traduire la matière médicale de Cullen, il fut frappé, raconte-t-il, des vertus exagérées attribuées par cet auteur au quinquina dans une foule de maladies différentes. Ne pouvant se rendre compte d'effets si étranges et si opposés, il pensa que le moyen de connaître les véritables propriétés de ce médicament tant vanté serait de l'essayer sur un individu bien portant. Il fit l'essai sur lui-même. Pendant plusieurs jours, il prit à jeun une dose modérée de quinquina, et il éprouva bientôt de légers accès de fièvre qui revenaient chaque soir à la même heure. Ainsi le quinquina, spécifique de la fièvre intermittente, déterminait chez l'homme bien portant des accès de cette fièvre ! Ce fut un trait de lumière !

Aussitôt, Hannemann fouille dans ses livres, et se met à recueillir les observations des accidents déterminés chez l'homme sain par des médicaments violents pris en grande quantité, afin de comparer ces accidents aux symptômes des maladies contre lesquels ces médicaments sont ordinairement employés. Ses recherches lui prouvent que les médicaments doivent leur vertu curative à l'analogie de leurs symptômes avec ceux des maladies qu'ils guérissent.

Afin de mieux se convaincre, il expérimente encore sur lui-même et sur d'autres les médicaments reconnus comme spécifiques, tels que le mercure, le soufre, etc. Le mercure provoque la salivation, l'ébranlement des dents, des ulcères à la gorge, le gonflement des glandes inguinales, enfin tous les symptômes de la syphilis chancreuse ; et le soufre fait pousser à la peau des boutons analogues à ceux de la gale.

Si tous ces faits ne révélaient pas à Hannemann *la loi des semblables*, ils donnaient à cette loi une éclatante confirmation ; ils créaient la médecine spécifique.

Mais pour opposer aux maladies naturelles, des maladies artificielles semblables, pour avoir sous la main un spécifique contre chaque cas morbide, il fallait refaire de fond en comble toute la matière médicale.

Hannemann entreprit courageusement cette réforme ou plutôt cette création, soutenu dans cette entreprise pleine de dangers, mais pleine aussi de satisfaction et de gloire, par les membres de sa famille et par de zélés disciples.

En dix années il expérimenta soixante-quatre médicaments avec lesquels il fonda une matière médicale *pure*, c'est-à-dire composée uniquement de médicaments simples et dont tous les symptômes avaient été recueillis sur des personnes en bonne santé.

Hannemann chercha ensuite une nouvelle confirmation de *la loi des semblables* dans les guérisons obtenues jusqu'à lui par les médecins. Il vit sans étonnement qu'elles étaient dues pour la plupart à la spécificité fortuite des remèdes. En voici quelques exemples :

1° Hippocrate guérit à Athènes un choléra avec l'*ellébore blanc :* Forest, Ledel, Raimann, disent que cette substance excite le choléra.

2° Albrecht et Forest ont observé des douleurs d'estomac et des coliques violentes occasionnées par l'*anis*, qui, selon Murray, calme les coliques.

3° D'après F. Hoffmann, Stahl et Quarrin, la *millefeuille* guérit les hémorrhagies : selon G. Hoffmann et Bockler, elle les provoque.

4° Depuis des siècles, l'*arnica* est connu comme le spécifique contre les coups, les chûtes, les contusions. Or l'arnica, d'après Méza, Vicat, Collin, Stoll, J.-C. Lange, etc., produit des symptômes analogues à ceux qui accompagnent ces accidents.

5° La suette anglaise, cette maladie terrible qui, au dire de Willis, enlevait quatre-vingt-dix-neuf malades sur cent, ne put être domptée que lorsqu'on se fut avisé d'administrer les sudorifiques.

6° Wedel attribue au *jalap* la vertu de calmer les coliques des nouveaux-nés ; Muralto assure que ce médicament cause des coliques et une grande agitation.

7° Rau, Ledel, Ectius, ont vu *les fleurs du rosier* exciter une espèce d'ophthalmie : on sait que l'eau de roses est souvent utile dans les maux d'yeux.

8° Selon Carrère, la *douce-amère* a guéri les plus violentes maladies causées par le refroidissement. Carrère lui-même et Starcke ont remarqué que cette plante produit, dans les temps humides et froids, des incommodités semblables à celles qui résultent d'un refroidissement.

9° Haller dit que le *sureau* détermine une tuméfaction séreuse par sa seule application à l'extérieur du corps ; c'est avec le sureau que Boerhaave, Sydenham et Radeliff ont guéri une espèce d'hydropisie.

10° Un grand nombre de praticiens ont observé que la *pomme épineuse* (*datura Stramonium*), excite un délire bizarre et des convulsions : Sidren et Wedemberg ont guéri, par son moyen, la démonomanie et d'autres convulsions.

11° Beaucoup de médecins ordonnent le *quinquina* dans l'épuisement, la prostration des forces, les digestions laborieuses, le défaut d'appétit : or, Cleghorn, Friborg, Cruger, Romberg, Stahl, Thomson et autres, ont observé tous ces symptômes produits par le quinquina chez les sujets bien portants.

12° Mayerne, Munch, Buchholz, Neimike, ont

réellement et parfaitement guéri la rage avec la *Belladone;* mais cette plante, comme l'ont observé Grimm, Camerarius, Sauter, May, Lottinger, Cullen, Dumoulin, Buch'oz, excite d'elle-même des symptômes qui ont la plus grande analogie avec cette épouvantable maladie.

13° La jusquiame a guéri, sous les yeux de Mayerne, Stœrck, Collin, des spasmes épileptiques; Da Costa, A. Hamitton, C. Seliger, ont écrit que la *jusquiame* donne lieu à des convulsions épileptiques.

14° Tout le monde connait la vertu soporifique de l'*opium;* c'est avec son secours que Sydenham, Marcus de Meza, Wirthenson ont guéri des fièvres léthargiques et des léthargies.

15° Chacun sait aussi que nulle substance végétale ne produit une constipation plus forte et plus opiniâtre que l'opium; or, Tralles, Lentilius, Wedel, Bell, Heister, Ritcher ont constaté l'efficacité de l'opium contre la constipation.

16° La *sabine* détermine des hémorrhagies utérines, et, par suite, l'avortement chez les femmes bien portantes : c'est avec la sabine que Rave et Wedekind ont arrêté des métrorrhagies inquiétantes.

17° Les cantharides, d'après tous les observateurs, donnent lieu à des rétentions d'urine, à des inflammations de l'urètre, à la dysurie et même à une sorte de gonorrhée; voilà pourquoi ces maladies guérissent par l'usage des cantharides.

18° Fernel, Sydenham, Heister, Hunter et plusieurs autres condamnent le traitement des brûlures par l'eau froide, et recommandent les cataplasmes chauds et surtout l'essence de térébenthine et l'esprit de vin qui, par eux-mêmes, excitent un sentiment d'ardeur.

19° Les personnes qui fréquentent les eaux sulfureuses savent qu'il arrive un moment où le corps se couvre d'une éruption pustuleuse avec prurit, vulgairement appelée *pousse des eaux*. Or le soufre guérit la gale et d'autres éruptions cutanées.

20° Enfin, les symptômes du mercure et de la syphilis sont si ressemblants que les médecins souvent ne peuvent pas les distinguer.

Cependant Hannemann avait repris avec amour et bonheur l'exercice de la médecine, auquel sa conscience lui avait si longtemps commandé de renoncer. Ses succès furent prodigieux et lui attirèrent des haines implacables devant lesquelles il fut obligé de s'expatrier. On voulut le mettre au ban de la médecine pour en avoir fait une science et un art, comme on avait accusé Descartes d'athéisme pour avoir trouvé des preuves nouvelles de l'existence de Dieu.

Ce qu'Hippocrate a fait pour l'art d'observer les maladies, Hannemann l'a fait pour l'art de les guérir. Tous deux, en partant de l'observation des faits, sont arrivés à asseoir expérimentalement la médecine sur les bases inébranlables, celui-là, d'un diagnostic exact; celui-ci, d'une thérapeutique vraiment rationnelle.

Nous le répétons, lorsque l'Homœopathie sera purgée de tout esprit de système et des exagérations inévitables du fondateur et de quelques disciples, ce jour-là, la médecine sera une science exacte autant du moins que peut l'être une science qui a pour objet de combattre le plus souvent, dans les maladies, des abus de la liberté humaine.

Hannemann a exposé l'Homœopathie dans quatre ouvrages immortels, qui sont : *L'organon de l'art de guérir ;* — ce livre est la bible de la médecine — *La matière médicale ; Le traité des maladies chroniques,* et *Les études de médecine homœopathique.*

Ces ouvrages ne sont pas sans défauts, mais on ne peut pas exiger du fondateur d'une doctrine nouvelle qu'il en perfectionne toutes les parties. Un fondateur pose le principe, donne la clef; c'est à ses successeurs à compléter son œuvre.

Hannemann, né de parents pauvres, le 10 avril 1755, à Meissen en Saxe, est mort à Paris en 1843, à l'âge de quatre-vingt-huit ans, en laissant une grande fortune.

§ II. — *Exposé de l'Homœopathie.*

Nous sommes enfin sortis de l'obscurité de l'empirisme et des contradictions des systèmes ; nous entrons aux champs lumineux de l'expérience, de la logique, de la vérité ; la nuit a cessé, il fait jour.

L'Homœopathie (du grec ὅμοιος, semblable, analogue, et πάθος, affection), est la science et l'art de guérir les maladies d'une manière *douce, prompte* et *durable,* au moyen de spécifiques déterminés *à priori,* pour un cas quelconque de maladie.

L'Homœopathie repose essentiellement sur les aphorismes suivants :

I.

La vie est le résultat de l'action incessante d'un

principe immatériel, dynamique ou virtuel, appelé *force vitale*. La normalité et l'harmonie des fonctions de cette force constituent l'état de santé; et leur désaccord, l'état de maladie.

II.

Pour conserver l'harmonie organique, la force vitale réagit constamment et dans un sens directement contraire, contre toute modification, de quelque nature qu'elle soit, tendant à altérer son rhythme régulier. Cette réaction, spéciale aux seuls êtres vivants, s'appelle *réaction vitale*.

C'est d'après cette loi de réaction, qu'une main plongée dans l'eau froide devient plus chaude après avoir été retirée, et d'autant plus chaude que l'eau était plus froide; que des frissons succèdent à la chaleur provenant d'un exercice violent; que le vin, qui fortifie d'abord, affaiblit ensuite; que le café, qui, par son effet primitif, nous stimule et nous tient éveillés, nous laisse, par son effet secondaire ou réactif, de la pesanteur et une tendance au sommeil.

III.

La maladie n'étant qu'une modification de notre manière normale de sentir et d'agir, doit nécessairement, comme la santé, se manifester par une série de symptômes. Ces symptômes sont la seule base possible et rationnelle du diagnostic.

IV.

L'Homœopathie ne recherche ni les causes prochaines, ni l'essence intime des maladies, accessibles à Dieu seul, mais elle donne une attention spéciale aux causes prédisposantes et occasionnelles qui doivent faire partie intégrante d'un bon diagnostic. La cause prédisposante est cette disposition, particulière à certains organismes, de contracter une maladie par une cause occasionnelle donnée, qui serait sans action sur d'autres organismes placés dans d'autres conditions. Les causes occasionnelles sont celles dont l'action immédiate sur l'économie détermine le développement de la maladie : comme le chaud, le froid, les virus contagieux, les affections morales, les embarras dans la circulation des fluides, etc.

V.

Quand le médecin connaît les causes occasionnelles et prédisposantes, qu'il a fait un relevé exact de la totalité des symptômes externes et internes, il sait tout ce qu'il est possible à l'homme de savoir d'une maladie, il en a un tableau complet, une image fidèle ; car une maladie est tout entière dans ses causes et ses symptômes.

Il suit de là que, si le médecin a fait disparaitre la totalité des *symptômes* morbides il a guéri la maladie.

VI.

Le principe de la vie étant essentiellement un et animant l'organisme tout entier, il ne peut y avoir d'altération partielle de la force vitale, ni par conséquent de maladie locale. Ainsi, une maladie quelconque affecte toujours l'organisme tout entier : ce qu'on entend, en Allopathie, par affection locale, n'est en Homœopathie qu'un symptôme de l'affection générale.

VII.

A part certaines épidémies et quelques maladies contagieuses, toujours semblables à elles-mêmes, qui se traitent par des spécifiques *généraux et invariables*, comme la scarlatine, la coqueluche, la gale, la syphilis, toutes les maladies sont individuelles et demandent un traitement spécifique, individuel.

VIII.

Les maladies, quelles qu'elles soient, étant des altérations dynamiques (1) de l'organisme, ne peuvent être anéanties que par des agents capables de modifier dynamiquement aussi le corps humain.

IX.

Les médicaments déterminent dans l'organisme, à l'état normal et à l'état anormal, des modifications identiques ; de sorte que la vertu médicamenteuse qui guérit l'homme malade est la même que celle qui excite des symptômes morbides chez l'homme en santé. En d'autres termes, les médicaments ont sur l'homme sain et sur l'homme malade un même mode d'action ; la différence du résultat, dans ces deux cas, dépend uniquement de celle de l'objet à modifier.

X.

Pour que les médicaments guérissent, il faut qu'ils

---

(1) Dynamisme, du grec *dunamis*, force. Altération *dynamique* signifie altération de la force vitale. Le dynamisme d'un médicament est sa force, sa vertu modifiante : c'est comme l'esprit du médicament. On appelle dynamisation et l'action par laquelle on dégage le dynamisme d'une substance, et l'état de cette substance dynamisée.

aient une vertu modifiante supérieure à celle des maladies : c'est ce qui est en effet. Les maladies n'ont qu'un pouvoir borné, relatif, exceptionnel, de détruire l'équilibre de l'économie vivante. Les maladies contagieuses, par exemple, épargnent une foule de sujets, tandis que les puissances médicinales agissent d'une manière absolue, constante et identique sur tous les hommes indistinctement (1).

XI.

Les effets des médicaments sont *opposés* ou *analogues* à ceux de la maladie, ou *différents* d'elle ; il n'y a que ces trois modes d'agir possibles des substances médicamenteuses. C'est à l'expérience seule à décider lesquels de ces effets doivent être employés contre les maladies ; or, l'expérience a dit : **LES ANALOGUES.**

La logique dit aussi : *les analogues*.

Car, d'après le principe certain des réactions vitales, si l'effet primitif (effet du médicament) est *contraire* au mal, l'effet secondaire ou réactif (réaction vitale) aura lieu dans le sens même du mal et en aggravera nécessairement les symptômes au lieu de les détruire.

Si l'action médicamenteuse est *différente*, elle attaque le mal obliquement, en suscitant de nouvelles affections sur d'autres points de l'économie ; la force vitale, épuisée en réactions inutiles contre le médicament, n'a plus d'énergie contre le mal lui-même ; et si, par hasard, celui-ci a été diminué ou suspendu pendant la durée de l'effet primitif, il reparaît

(1) On peut conclure de là que les spécifiques des maladies épidémiques sont des préservatifs de ces maladies.

bientôt après avec plus de violence et d'intensité.

Mais si les symptômes du médicament ont le plus d'*analogie* possible avec ceux de la maladie, ils envahissent les points déjà affectés par elle et l'attaquent de front. Alors la réaction de l'organisme, artificiellement surexcitée par l'action médicamenteuse, se faisant dans un sens *directement* opposé au mal, le détruit et ramène dans l'économie l'harmonie et la santé.

Les *semblables* sont donc les véritables *contraires.*

XII.

La vertu curative des médicaments repose donc tout entière : 1° sur leur pouvoir absolu d'altérer le rhythme normal de la force vitale; 2° sur l'analogie de leurs symptômes avec ceux de la maladie.

XIII.

La loi thérapeutique de l'Homœopathie peut s'exprimer par cette formule générale :

En vertu de l'unité de la vie, deux affections dynamiques semblables, quant au genre, mais différentes quant à l'espèce et au degré d'énergie, ne peuvent exister simultanément dans l'organisme : la plus forte détruit la plus faible.

XIV.

Les véritables propriétés curatives des médicaments, leurs effets purs sur l'organisme humain ne sauraient se déduire d'expériences sur l'homme malade ou sur les animaux ; c'est pourquoi l'Homœopathie a recours uniquement à l'expérimentation sur l'homme sain, seul creuset propre à donner des résultats satisfaisants.

XV.

Dans l'expérimentation des médicaments, comme dans le traitement des maladies, l'Homœopathie emploie les substances les plus pures et sans les mélanger à d'autres médicaments.

XVI.

En Homœopathie, le diagnostic est l'objet de l'attention spéciale et scrupuleuse du médecin. Non-seulement il demande à ses connaissances physiologiques, anatomiques et pathologiques, le siége du mal, l'organe ou les organes affectés ; mais il s'enquiert des maladies antécédentes du malade, de celles que ses parents auraient pu lui transmettre par hérédité ; il s'informe des traitements antérieurs, des causes occasionnelles, du genre de vie, du tempérament, du caractère du sujet ; il lui fait raconter toutes ses sensations dans toutes les parties du corps, *en commençant par la tête et finissant par les pieds*, et s'assure par lui-même de l'état de ces parties ; il écrit minutieusement tout ce que dit le malade et tout ce qu'il voit lui-même, note *surtout* les symptômes moraux ; il relit au malade le relevé des symptômes pour s'assurer que rien n'a été oublié. et ne s'arrête enfin que lorsqu'il est sûr d'avoir un tableau fidèle de la maladie.

XVII.

Ensuite le médecin cherche dans la matière médicale pure celui des médicaments dont les symptômes offrent la plus grande analogie possible avec ceux de la maladie, c'est-à-dire le médicament *homœopathique*.

XVIII.

Mais ce n'est point assez d'avoir trouvé le remède homœopathique, il faut encore savoir l'employer à la dose convenable; or, c'était encore à l'expérience à instruire le médecin.

D'abord, le simple bon sens avait dit que des médicaments qui agissent dans le sens de la maladie par leur effet primitif, ne devaient pas être donnés à hautes doses, mais seulement à doses suffisantes pour provoquer la réaction de la force vitale.

XIX.

Puis l'expérience vint apprendre que les médicaments homœopathiques à l'une des plus faibles doses allopathiques, c'est-à-dire à la dose d'une goutte entière pour les liquides, d'un demi-grain ou d'un quart de grain pour les solides, avaient encore le plus souvent une action trop énergique, et donnaient lieu à une aggravation de la maladie. Il fallait donc atténuer encore les doses.

Or, d'atténuation en atténuation, Hannemann est arrivé à la trentième dilution, c'est-à-dire à la décillionième partie d'un grain de médicament, sans que les médicaments, à cet état d'infinitésimalité, cessent de provoquer, sur beaucoup de sujets, une réaction suffisante de l'organisme.

XX.

De la *minimité* des doses et du principe des réactions vitales découlent nécessairement le régime et l'hygiène homœopathiques, dont la prescription peut se réduire à ces quelques lignes :

Eviter avec soin les substances médicinales qui pourraient contrarier plus ou moins, ou même détruiraient l'effet du remède homœopathique; toutes les causes débilitantes capables de diminuer l'énergie des réactions vitales ; les excès de tout genre et surtout les fortes émotions morales ; ne faire usage que d'aliments fortifiants et de facile digestion ; puis, exercer toutes les autres fonctions de la vie de la manière la plus simple et la plus conforme à la nature.

Ainsi, le vitalisme, l'expérience pure, la symptomatologie, l'homœopathicité et l'unité du remède, les petites doses, avec une hygiène et un régime parfaitement appropriés : telles sont, en résumé, les bases de l'Homœopathie.

CHAPITRE VIII.

Réponses aux objections.

> Les savants ne sont que des machines à objections. JACOTOT.

Nous ne prétendons pas répondre ici à toutes les objections qui se font contre l'Homœopathie, mais seulement aux principales.

I. On reproche d'abord à l'Homœopathie son hypothèse de la substitution ; ensuite, de s'appuyer sur l'opinion sans preuves du *vitalisme* ou *dynamisme vital*.

Nous ferons remarquer que toute science se compose : 1° D'une série de faits patents, indémontrables et indépendants de toute hypothèse, de toute explication ; 2° d'hypothèses, d'opinions explicatrices des faits.

Or, c'est un *fait* que des sensations analogues, que des affections homogènes se neutralisent dans l'organisme vivant; que les maladies sont guéries par les médicaments qui provoquent chez l'homme en santé des symptômes analogues aux leurs ; c'est un fait évident que chacun peut vérifier par soi-même.

On trouve dans les livres allopathiques beaucoup d'exemples de maladies guéries homœopathiquement par d'autres maladies.

Ainsi, Hufeland cite une dartre chronique guérie par la rougeole ; Rau, une éruption miliaire datant de six années, guérie également par la rougeole; Bosquillon a remarqué, dans une épidémie simultanée de rougeole et de coqueluche, qu'un grand nombre des enfants qui avaient été atteints de la rougeole furent préservés de la coqueluche, à cause de la ressemblance de ces deux maladies sous le rapport de la fièvre et de la toux.

Hardège a vu des fièvres intermittentes céder à la fièvre de la vaccine, ce qui confirme l'observation déjà faite par Hunter : que *deux fièvres ne peuvent subsister ensemble dans un même corps*.

Ce qui est vrai de deux maladies, l'est aussi de deux sensations, de deux sentiments analogues quelconques. Ainsi l'étoile du matin disparait devant l'aurore ; l'acidité du vin, devant celle du vinaigre;

la saveur de l'eau sucrée, devant celle du sirop ; le bruit éloigné du canon, devant le bruit rapproché de la grosse caisse.

Ainsi encore, la douleur de la mort d'une amie s'apaise, dans le cœur d'une femme, par le chagrin de la mort d'un amant ; une colère tombe devant une colère plus forte, et trop souvent, hélas ! nos vieilles affections s'effacent devant nos affections nouvelles. En un mot, toutes les passions qui s'enflamment par la contrainte se guérissent par leurs propres excès.

Maintenant, pourquoi deux affections semblables ne peuvent-elles pas exister simultanément dans le même organisme? Pourquoi la maladie médicamenteuse ou artificielle guérit-elle la maladie naturelle? Est-ce, comme le prétend Hannemann, parce que la première, plus forte de sa nature, se *substitue* momentanément à la seconde toujours plus faible? Est-ce, comme d'autres le veulent, parce qu'il y a *modification de fonctions*? Ou bien est-ce simplement parce que le médicament *surexcite* la force vitale dont les réactions étaient insuffisantes? Peu importe l'explication ; vraie ou fausse elle ne change rien au fait (1). L'Homœopathie explique aussi la vie, la santé, la maladie, l'action des médicaments en supposant l'existence d'un principe actif, immatériel ; mais elle ne prétend rien démontrer non plus par cette hypothèse, qui a cependant bien quelque droit

(1) Dans cette dernière hypothèse, ce ne serait point le médicament qui guérirait, mais la réaction vitale. Nous pensons comme Hufeland, qu'il n'y a qu'un remède direct et immédiat : la force vitale ou la nature.

aux respects des allopathes, quand elle est celle des premiers d'entre eux; quand elle est professée par Hippocrate, Paracelse, Van Helmont, Sylvius, Boerhaave, Borelli, Haller, Stahl, Sydenham, Morgagni, Hoffmann, Bordeu, Barthez, Chaussier, Pinel, Bichat, Thomassini, Giacomini, Hufeland, etc.; et quand une école, justement célèbre, émule de celle de Paris, l'école de Montpellier, s'honore aujourd'hui plus que jamais de donner le *vitalisme* pour base à son enseignement.

II. On attaque ensuite l'expérimentation sur l'homme sain.

On ne peut, dit-on, mettre en parallèle les fonctions physiologiques et les mêmes fonctions pathologiquement altérées. L'action des médicaments sur l'homme sain et leur action sur l'homme malade ne peuvent être identiques.

Nous répondons : grande, sans doute, est la différence qui sépare l'homme malade de l'homme sain, mais bien plus grande est la ressemblance qui les unit. Un corps malade et un corps sain sont deux corps vivants; la *vie*, voilà ce que ces deux corps ont de commun, et, chez eux, les fonctions de la vie : la nutrition, la circulation, la respiration, l'innervation ne sont pas tellement différentes qu'elles ne puissent être comparées. Croit-on qu'il doive y avoir une grande différence d'action entre une forte dose d'arsenic prise par un homme malade et une forte dose prise par un homme bien portant.

La vie est donc l'officine, le creuset mystérieux où doivent s'expérimenter les agents médicinaux. Nous savons de quels symptômes tel remède guérit l'homme souffrant, sachons quelles souffrances il causera chez l'homme bien portant. Ces produits seront nécessairement homogènes, puisqu'ils auront tous deux pour facteurs un même médicament et une force vitale fondamentalement la même. Alibert dit : « que la force vitale préside aux phénomènes pathologiques aussi bien qu'à l'exercice le plus régulier de nos fonctions. » (*Prolég. de mat. méd. et de thérapeutique.*)

Rien de plus comparable, si l'on y réfléchit, que l'état pathologique et l'état physiologique de l'homme. Par exemple, ce malaise de l'estomac sain que l'on appelle la faim, et cet autre malaise de l'estomac malade qu'on appelle une gastrite, ne sont-ils pas la double expression d'un seul et même besoin : le besoin de conservation qu'éprouve la vie? L'analogie entre l'état de santé et l'état de maladie est si grande que l'estomac malade rejette souvent l'aliment comme un poison et appelle le remède comme un aliment. C'est qu'à l'état pathologique, l'appareil digestif a perdu la puissance d'assimilation et demande son analogue : l'inassimilable; comme, lorsqu'il pouvait assimiler, il demandait également son analogue : l'assimilable.

Mais, d'ailleurs, que mettons-nous en similitude? Est-ce l'homme sain, avant l'expérience, avec le malade à traiter? Non pas, c'est l'homme artificiellement rendu malade par un médicament avec le malade qui réclame nos soins : c'est l'effet d'une cause connue avec l'effet analogue d'une cause inconnue. Car, remarquons-le bien, ce n'est point entre la cause *morbide* et la cause *médicamenteuse* que l'Homœopathie établit un rapport; c'est entre leurs effets, les causes restant différentes ou, peut-être même, contraires. *Similia similibus* veut dire : effets semblables par effets semblables.

III. Beaucoup de médecins nient la vertu fébrigène du quinquina et du sulfate de quinine.

C'est sans doute que ces médecins n'ont pas répété les expériences d'Hannemann et des homœopathes, ou qu'ils les ont mal répétées.

A ces dénégations allopathiques, nous pouvons opposer les affirmations d'honorables praticiens allopathes.

Ozann, dans le journal d'*Hufeland*, t. 61, *suppl.*, p. 97, reconnaît formellement cette propriété au quinquina.

Hirschel cite aussi à ce sujet des observations très-concluantes dans *Rhein, Westphal. für medic. n. chirg.* 1, 2.

Thomassen et Thuessink rapportent des faits analogues. *Geneest. Waarneming. Groning*, 1826.

Dans un ouvrage intitulé : *Le sulfate de quinine étudié dans son action médicinale*, ouvrage couronné en 1825 par la société médicale de Harlem, Withmann établit, sur une foule d'expériences, la vertu fébrigène du quinquina.

Enfin quelques médecins allopathes français proclament aussi la même vertu du quinquina.

On lit dans la *Revue médicale*, mars 1840, p. 461, ces paroles du docteur Aubert : « M. Piorry nie formellement que le sulfate de quinine produise la fièvre intermittente sur un homme sain. Quelque singulier que paraisse cet effet, *nous pouvons assurer* en avoir vu plusieurs exemples, et nous sommes heureux de pouvoir citer, à l'appui de notre assertion, l'autorité de M. Hippolyte Gandorp, l'un de nos médecins militaires les plus distingués. Il résulte des expériences que ce médecin a faites sur lui-même, que le sulfate de quinine provoque chez un individu en bonne santé de véritables accès de fièvre intermittente. »

M. Trousseau admet l'existence d'une fièvre de quinquina, car, pour l'éviter, il conseille de ne pas prolonger l'emploi de cette substance dans le traitement des fièvres intermittentes. *Trousseau et Pidoux, Thérapeutique*. p. 117.

Le docteur Guislain, *Traité des phrénopathies*, p. 49, dit « que le sulfate de quinine, administré à haute dose dans l'aliénation mentale à l'époque où l'intermittence n'est plus sensible, non-seulement rend le type intermittent, de continu qu'il était, mais, qui plus est, fait changer le mouvement réactif en véritable fièvre intermittente, caractérisée par les périodes de froid, de chaleur et de sueur. »

M. Chevalier, dans un mémoire présenté à l'Académie des sciences, dit que les ouvriers de M. Zimmer, fabricant de sulfate de quinine à Francfort, sont atteints d'une fièvre particulière appelée *fièvre de quinquina* (*Annales d'hygiène publique*), t. XLIII, p. 25.

Briquet, dans son *Traité thérapeutique du quinquina*, pages 117 et 118, dit aussi que les ouvriers des fabriques de sulfate de quinine sont sujets à une fièvre particulière qui imite la fièvre intermittente.

M. Bretonneau, dont MM. Velpeau et Trousseau s'honorent d'avoir été les élèves, affirme, dans un travail sur les fièvres intermittentes, publié en 1854 dans la *Revue medico-chirurgicale*, du professeur Malgaigne, « qu'une dose de sulfate de quinine suffisante cause ordinairement des vertiges, des tintements d'oreille; puis, qu'à une distance plus ou moins éloignée de ce premier effet, on voit souvent survenir un état fébrile qu'on aurait tort de confondre avec le retour de la fièvre intermittente.

Nous passerons sous silence les objections que l'on fait contre la théorie de la psore qu'Hannemann donne pour cause à un grand nombre de maladies chroniques. Ceci est de l'*hannemanisme*, et nous ne défendons que l'Homœopathie. La théorie de la psore est une pure hypothèse combattue par beaucoup d'homœopathes; qu'elle soit vraie ou fausse, elle ne confirme ni ne détruit la doctrine des semblables (1).

Nous passons également sous silence les objections contre la théorie, hannemanienne aussi, de la substitution. Nous laisserons à MM. *Trousseau* et *Pidoux*, qui s'en sont emparés, le soin de la défendre. Que les guérisons homœopathiques aient lieu par la substitution d'une maladie artificielle à une maladie naturelle, comme le veut Hannemann ; ou, comme le veulent d'autres, par une modification des

---

(1) Selon Hannemann, toutes les maladies chroniques proviennent de trois miasmes ou virus qui engendrent la syphilis, la sycose et la psore. Le virus psorique ne serait autre chose que le virus même de la lèpre qui nous fut apporté d'Orient par les croisades. Ce virus n'ayant jamais été détruit par des spécifiques convenables, s'est modifié par son passage à travers des milliers d'organismes, et se reproduit de nos jours sous les formes de la gale, de la teigne, des dartres, etc., et sous cette multitude d'autres formes qui constituent toutes les maladies chroniques ne provenant pas des miasmes de la syphilis ou de la sycose.

phénomènes morbides, par une modification de fonction ; ou, simplement, ce qui nous semble plus probable, par une surexcitation de la force vitale dont les réactions étaient insuffisantes, peu importe ; aucune de ces hypothèses n'influe sur le résultat et ne prouve, non plus, ni pour ni contre l'Homœopathie.

IV. L'Homœopathie, objecte-t-on aussi, néglige les signes, et ne fait consister le diagnostic que dans les symptômes. Elle proscrit, avec les dérivatifs et les palliatifs, toutes les sciences accessoires de l'art de guérir.

Réponse. Non, le diagnostic homœopathique ne comprend pas seulement les symptômes, il comprend en outre les causes occasionnelles, les causes prédisposantes et toute la longue énumération des choses que nous exposons à la page 117 ; quant aux signes, elle les admet en principe. La *séméiotique*, quand elle n'est pas un pur travail de l'imagination, est un corollaire naturel de la symptomatologie.

L'Homœopathie la néglige si peu, qu'Hannemann dit en propres termes, à la page 22 de l'*Organon* : « *Les maladies consistent dans l'ensemble de leurs signes et symptômes.* »

Les médecins homœopathes ne proscrivent pas non plus les sciences accessoires. D'abord, ils savent, comme les allopathes, la chimie, la physique, l'histoire naturelle, l'anatomie, la physiologie, la pathologie, etc. Seulement ils négligent avec raison ce qui, dans ces sciences, ne leur est pas d'une utilité immédiate pour guérir. Ils savent rendre justice aux belles découvertes de l'anatomie pathologique. Ils apprécient par exemple la valeur des travaux de Bayle, de Laënnec, de Corvisart et de M. Bouillaud, sur les maladies de poitrine; de Broussais, sur les affections des organes digestifs: de Lallemand, sur les maladies de l'encéphale; de Lisfranc, sur celles de l'utérus. Mais en voyant les phthisies, les maladies du cœur, les affections cérébrales ou utérines aussi incurables après qu'avant les découvertes de ces savants anatomistes, les homœopathes se demandent à quoi ont abouti tous ces travaux.

L'Homœopathie ne méconnaît pas non plus l'utilité des palliatifs dans les maladies qui se déclarent et tendent à marcher rapidement, car Hannemann lui-même dit quelque part: « que non-seulement ils suffisent quelquefois, mais qu'il est des cas très-pressés où ils méritent la préférence ».

Les médecins devraient, ce nous semble, être un peu moins savants et un peu plus *guérisseurs*. L'Homœopathie, en recommandant l'étude spéciale de la thérapeutique, ramène la médecine à sa véritable destination, et suit en cela le conseil d'Hippocrate, lequel défend aux jeunes médecins « les études longues et accessoires qui sont étrangères à la pratique de l'art et leur fait perdre un temps précieux ».

D'autres médecins distingués sont du même avis :

« La thérapeutique, dit le docteur Bégin, est la pierre de touche de toutes les théories; c'est au nombre des guérisons qu'ils opèrent qu'on doit juger du mérite des praticiens. »

M. Amédée Latour est plus explicite encore :

« La médecine actuelle, dit-il, est déviée de ses

voies naturelles ; elle a perdu de vue son but, son noble but, celui de soulager ou de guérir. La thérapeutique est rejetée sur le dernier plan. Sans thérapeutique, cependant, le médecin n'est plus qu'un inutile naturaliste, passant sa vie à reconnaître, à classer et dessiner les maladies de l'homme. C'est la thérapeutique qui élève et ennoblit notre art ; par elle seule il a un but, et j'ajoute que par elle seule cet art peut devenir une science. »

Alibert, enfin, dit aussi « que la thérapeutique est le vrai but de la médecine ».

V. L'objection principale dirigée contre l'Homœopathie, c'est l'exiguité infinitésimale de ses doses. Les médecins, les gens du monde, la presse, le théâtre, ont fait à ce sujet assaut de plaisanteries et de sarcasmes. Aussi faut-il que cette doctrine soit bien vivace pour n'avoir pas succombé sous le ridicule, cette arme si redoutable, en France, aux idées nouvelles.

Voyons donc s'il y avait tant lieu de rire.

Répétons d'abord que ce qui constitue *essentiellement* l'Homœopathie, ce n'est point la *petitesse des doses*, mais *la loi des semblables*.

Les doses sont tout à fait relatives à l'âge, au sexe, au tempérament, au degré de sensibilité, etc. Les uns sont sensibles aux trentièmes dilutions; d'autres, seulement aux teintures-mères.

Cependant, quand on comprend cette loi des semblables, on voit de suite qu'elle nécessite une réforme radicale dans la posologie. L'emploi des hautes doses allopathiques ferait de l'Homœopathie une méthode irrationnelle et homicide.

Elle a donc été amenée, autant par la logique que

par l'expérience, à réduire les doses les plus élevées à un simple grain ou à une seule goutte de médicament.

Mais ce n'est point ce dernier dosage qu'on reproche aux homœopathes, car les allopathes l'ont de tout temps employé pour certaines substances, et même, depuis Hannemann, ils l'ont étendu à un grand nombre d'autres médicaments.

Nous comprenons très-bien les plaisanteries dont une trentième dilution, c'est-à-dire la décillionième partie d'un grain ou d'une goutte de médicament peut être l'objet de la part des gens du monde, mais nous ne les comprenons pas de la part des médecins. En effet, pour ceux en très-grand nombre qui ne croient pas à la médecine, pour les sceptiques, pour ceux qui, comme Broussais, n'y voient que l'*art de soulager les malades par la magie de l'espérance*, les mystérieux globules homœopathiques ne remplacent-ils pas avantageusement les vulgaires boulettes de mie de pain de l'Allopathie?

Quant au petit nombre des croyants, quant à ceux qui tuent d'autant plus sûrement et plus souvent qu'ils ont une foi plus robuste, comment leurs nombreux insuccès, comment leurs malheurs trop fréquents ne les rendent-ils pas plus justes et plus modestes? Qu'ils sachent au moins gré à l'Homœopathie de la parfaite innocuité de ses doses impondérables! S'ils ne voient en elle qu'une habile méthode de s'abstenir sous les apparences de l'agir et des formules scientifiques, qu'ils respectent au moins l'expectation chez les médecins homœopathes comme ils la respectent chez Hippocrate et chez la plupart des grands médecins.

Les hautes doses allopathiques font toujours du mal quand elles ne font pas de bien.

Au contraire, les petites doses homœopathiques, quand elles ne font pas de bien, ne font jamais de mal : voilà quel sera toujours l'immense avantage de la médecine des semblables sur la médecine des contraires.

Mais voyons s'il est vrai que les globules homœopathiques sont sans action sur l'économie vivante ; et d'abord, montrons qu'ils contiennent du médicament et sont de véritables doses substantielles.

La divisibilité de la matière est si grande, que certains philosophes et physiciens la portent jusqu'à l'infini.

Lowenhoeck prétend qu'un décigramme de cuivre dissout dans de l'acide nitrique, étendu d'eau bleuie par de l'ammoniaque, se divise en 50 milliards de parties visibles.

Selon Baruel, un décigramme de carmin peut se diviser en 2,600 millions de milliards de parties également visibles.

On a calculé qu'un grain d'assa-fœtida s'évapore en 11 millions 781 mille et 800 milliards d'atômes odorants, et qu'un grain de musc, qui répand de l'odeur pendant vingt ans sans perte apparente de poids, s'évapore aussi en 300 millions 200 mille milliards de milliards de molécules.

La lumière offre une divisibilité plus grande encore que les substances odorantes.

Une étoile, qui est cent milliards de fois plus grosse que la terre, envoie dans le fond de notre œil une masse innombrable de rayons qui n'occupent sur la rétine que la 79 millionième partie d'un millimètre carré.

Ehrenberg a calculé qu'un pouce cube d'un conglomérat d'infusoires contient 41 milliards de ces animalcules.

Kiel prétend qu'il faudrait 186 mille 400 milliards de milliards de globules du sang des infusoires du poivre pour remplir un centimètre cube.

On compte, dit-on, un million de globules rouges dans une goutte de sang humain d'un millimètre cube.

Selon Lowenhoeck, il faudrait 1,300 milliards des animalcules de la laite des merluches pour remplir un centimètre cube.

M. Quatrefages, dans ses *Souvenirs d'un naturaliste*, p. 4 et 5, parle d'animalcules appelés bacillaires « dont les infiniment petites carapaces ont résisté aux révolutions du globe mieux que les squelettes gigantesques des vertébrés antédiluviens; corpuscules microscopiques dont la *pointe d'une aiguille* peut écraser des centaines, et qui n'en forment pas moins des roches entières exploitées depuis des siècles sous le nom de *tripoli.* »

Selon M. de Humbold, les infusoires microscopiques sont couverts de parasites plus petits, couverts eux-mêmes de parasites plus petits encore.

Le même savant parle d'infusoires qui, après avoir été desséchés pendant 28 jours dans le vide, à l'aide du chlorure de chaux et de l'acide sulfurique, et avoir été chauffés à 120 degrés, ont été rappelés à la vie. — *Cosmos*, t. 1, p. 164.

L'appareil de Marsh rend manifeste jusqu'à des

millioniėmes de grammes d'arsenic, ainsi que l'ont constaté Liébig, Morh, Devergie et une commission de l'Institut.

MM. Danger et Flandin sont parvenus à découvrir la présence d'un cent millième de cuivre dans l'organisme vivant.

Puisque la divisibilité de la matière est si prodigieuse, nul doute que les doses infinitésimales ne renferment encore une très-grande quantité de molécules médicamenteuses.

D'après les expériences faites sur le cuivre et l'arsenic, on a calculé que la millionnième partie d'un grain de médicaments contient plus de 16,000 particules visibles dont chacune peut se subdiviser encore en un grand nombre d'atômes invisibles.

Une dose infinitésimale n'est donc pas, comme on le croit communément, celle qui ne contient qu'infiniment peu, ou point, de parties médicamenteuses; mais celle, au contraire, qui en renferme encore une très grande quantité.

Les malades qui suivent l'Homœopathie peuvent donc être tranquilles, ils sont bien sûrs de ne pas prendre des doses illusoires. Maintenant, ces doses sont-elles capables d'agir ?

Apprenons d'abord que la sensibilité de l'organisme animal laisse prodigieusement loin derrière elle la sensibilité de l'appareil de Marsh. Quel instrument de chimie pourrait entrer en comparaison, par exemple, avec l'organisme du chien qui perçoit par l'odorat les émanations fluidiques de son maître répandues dans l'atmosphère, ou bien avec l'organisme de l'homme qu'affectent les miasmes des marais, de la peste, du choléra, de la fièvre jaune.

Cependant les allopathes, qui ne s'étonnent pas de la sensibilité d'un instrument grossier, refusent de croire à celle d'un dynamomètre vivant aussi parfait que l'organisme humain.

On peut poser en thèse générale que l'action d'un corps sur l'économie est en raison directe de la mobilité des molécules de ce corps. Or, les molécules sont d'autant plus mobiles qu'elles ont moins de cohésion. La cohésion est moindre dans les liquides que dans les solides, moindre dans les gaz que dans les liquides, donc les corps à l'état liquide et à l'état gazeux ont plus d'action qu'à l'état massif.

Pour que les aliments nourrissent le corps en s'assimilant à toutes ses parties, il faut que l'appareil digestif les distille, les liquéfie, les gazéifie. Sans cette division des molécules alimentaires qui leur donne une extrême mobilité, la nutrition serait nulle. La nature dit donc au médecin de quelle maniere il doit se comporter dans la préparation des médicaments. Comme ceux-ci ne sont point assimilables, l'action de l'appareil digestif sur beaucoup de médicaments solides est souvent très-faible, sinon nulle; ils doivent donc subir une préparation analogue à celle que subissent les aliments dans l'estomac et le tube intestinal, c'est-à-dire être amenés à un état de division et de mobilité qui permette à leurs molécules une translation facile dans toutes les parties du corps par la circulation et l'innervation. L'arsenic métallique est sans action sur l'économie parce qu'à cet état il est insoluble dans les sucs gastriques. L'acide arsénieux, au contraire, est un violent poison parce qu'il est facilement dissous par ces mêmes sucs.

L'*aqua tofàna*, préparation arsénicale liquide, donne subitement la mort.

L'acide prussique, injecté en quantité presque impondérable dans le corps, tue comme la foudre, parce que, entrant en vapeur à 26°, et trouvant dans le corps humain une température de 37°, il se volatilise instantanément.

Un quinze centième d'hydrogène sulfuré, dans un litre d'air, foudroie un oiseau renfermé sous une cloche; un deux centième du même gaz suffit pour tuer un cheval.

Il est admis en physiologie qu'une substance agit sur le système nerveux, non pas en raison de sa masse mais en raison de sa superficie. Or, la division est le seul moyen d'augmenter la superficie d'un corps.

Selon M. Doppler, professeur de mathématiques à l'Institut royal de Prague, lequel pense que l'action curative des médicaments ne dépend point de la grandeur du volume et du poids, mais de celle de la surface, un grain d'une substance en poudre, broyé avec quatre-vingt dix-neuf grains d'une autre substance également en poudre, acquiert, après la 3e trituration seulement, une superficie physique de deux milles géographiques carrés; après la sixième, cette superficie surpasserait l'étendue de l'Asie et de l'Afrique; après la 30e elle effraie l'imagination.

M. Poudra, professeur de physique et de mathématiques à l'école d'état-major de Paris, pense aussi que la puissance curative qu'il appelle *médicalité* se manifeste surtout quand la matière se rapproche de l'état atomistique par la division; il croit aussi avec M. Doppler que la médicalité comme l'électricité d'un corps, est en raison directe de sa superficie.

Les alchimistes avaient donc raison de dire « *que les corps n'agissent qu'à la condition d'être dissous* »; car la dissolution d'un corps c'est sa division en parties devenues mobiles. Les triturations et les dilutions successives des médicaments homœopathiques ont précisément pour but, en détruisant la cohésion, d'augmenter la surface moléculaire et, par conséquent, de donner aux molécules une plus grande mobilité ; et comme l'intensité de la force médicatrice dépend de cette mobilité des molécules et non de leur nombre, il est évident que la préparation homœopathique exalte la médicalité et oblige à ne donner qu'une très-petite quantité de médicament pour produire un effet salutaire. Les médicaments homœopathiques pris à doses allopathiques seraient doublement dangereux, et par leur préparation et par leur homœopathicité. Il est bien reconnu, en chimie, que la dynamisation d'un corps n'est pas l'atténuation, mais, au contraire, le développement et la multiplication de son activité, de sa puissance.

L'expérience vient ici confirmer le raisonnement : chacun sait qu'un seul atôme du virus variolique, du venin d'un serpent ou de certains poisons, suffit pour produire dans l'économie les désordres les plus graves, les plus variés et même la mort.

La *Gazette des Hôpitaux* (tome 5, p. 397) assure qu'un atôme de gaz ammoniacal introduit sous la peau immédiatement après une vaccination est suffisant pour en dénaturer les effets et même pour empêcher le développement du vaccin.

On lit dans un des procès-verbaux de l'Académie de médecine, pour 1837, que M. Lafarge, par suite d'insertions répétées, sous l'épiderme, d'une très-petite quantité d'eau *laudanisée* (une goutte de laudanum pour 100 gouttes d'eau) obtenait constamment sur lui-même une papule de trois lignes et demie entourée d'une auréole rose avec chaleur et prurit.

Lévy, dans son *traité d'Hygiène*, t. 1, p. 516, dit « que les poussières minérales ont une action d'autant plus dangereuse qu'elles ont acquis un plus grand degré de ténuité. » MM. Milnes Edwards et Wavasseur, dans leur *Manuel de matière médicale*, p. 101, disent aussi : « qu'en général, le degré extrême de pulvérisation facilite l'action de toutes les substances dont les principes actifs ne sont pas solubles. » Ces exemples démontrent donc d'une manière péremptoire que l'intensité de la force modifiante des médicaments dépend de la mobilité et non du nombre des molécules.

Il peut même arriver que les effets de certaines substances soient plus intenses a petites doses qu'à doses plus élevées.

Ainsi, Casimir Renault, dans ses expériences sur les contre-poisons, a vu des chiens éprouver peu d'accidents de l'ingestion de 4 grammes d'arsenic, et succomber à celle de 5 centigrammes.

Le même effet s'observe lorsqu'on touche le col de l'utérus avec du nitrate d'argent ; il n'y a alors qu'un effet local, tandis que des injections avec cette substance délayée dans de l'eau, produisent fréquemment des symptômes d'empoisonnement.

Les ouvriers qui travaillent dans les manufactures

de plomb n'en éprouvent aucun accident lorsque le plomb est en grande masse. Ils sont sujets à des coliques quand il est liquide; et à des accidents plus intenses quand il est à l'état de gaz. Un pharmacien militaire de Marseille était pris de vomissements chaque fois qu'on pulvérisait de l'ipécacuanha dans ses magasins.

Ne voit-on pas que si un médicament ne pouvait agir que par la quantité de matière pondérable qu'il contiendrait, il faudrait proportionner son poids à celui de la maladie, et pour cela peser la maladie elle-même, impondérable de sa nature, ainsi que la force vitale dont elle n'est qu'une modification?

Puisque la matière ne déploie toute son énergie qu'à l'état atomique, impondérable et, pour ainsi dire, immatériel, — témoins les vapeurs, les gaz, l'électricité, — rien, évidemment, n'est plus rationnel que l'atomicité, l'impondérabilité et le dynamisme des doses.

Ne semble-t-il pas d'ailleurs nécessaire que la force médicamenteuse soit en rapport direct avec la force vitale; et si celle-ci manque essentiellement des qualités propres à la matière: la gravité et l'étendue, celle-là ne doit-elle pas se dépouiller de ces deux propriétés, pour en revêtir d'analogues et de proportionnelles à celles de l'agent mystérieux qu'elle doit modifier?

Pascal a dit: *Peu de chose nous console, parce que peu de chose nous afflige.* Nous pouvons traduire cet axiome de morale par cet axiome de médecine: *Peu de chose nous guérit parce que peu de chose nous rend malades.*

Matérialistes *ignorants* ou *étourdis* qui riez de

l'action des infinitésimaux, qui ne voyez partout que la masse, le pondérable, et voudriez mesurer et peser toute chose, dites-nous donc combien pèsent ces deux mots soulignés qui vont peut-être remuer votre bile et allumer votre courroux ?

Combien pèse ce rayon magnétique qui s'échappe du regard des amants et remplit leurs cœurs d'émotions et de joies ineffables ?

Combien pèse le chagrin qui ronge, éteint la vie, ou le plaisir qui la ranime ?

Et cette vertu qui s'échappe de la volonté d'un magnétiseur et plonge dans le sommeil et l'insensibilité le sujet soumis à son influence; dites, combien pèse-t-elle ?

Mettez donc dans une balance cette puissance d'un électro-aimant capable de soulever et de soutenir en l'air trente personnes !

Quel est le poids de l'éclair qui tue les plus grands animaux, fend les chênes séculaires et fond les métaux et les rochers !

Dites encore le poids ou la mesure de cette force incommensurable, l'attraction, qui fait rouler les mondes dans leurs orbites et maintient l'équilibre de l'univers ?

Et ces miasmes invisibles des épidémies qui promènent sur la terre l'épouvante et la mort, dites, dites-nous donc aussi leur mesure et leur poids ?

Quelle vertu pondérable s'échappe de la branche de Delphinium qui met en convulsion la main qui l'a cueillie, ou du contact imprudent du formidable rhus toxicodendron ?

Quelle est la longueur, la largeur et l'épaisseur des atômes de térébenthine que vous respirez pendant une seconde, et qui communiquent aux sécrétions rénales une odeur prononcée de violette?

Quoi! vous ne riez pas quand les physiciens vous disent que la matière est divisible à l'infini; quand la physiologie vous apprend qu'un deux billionième de sperme suffit pour féconder un germe, et que le zoosperme auquel vous-même devez la vie n'est pas plus gros que la cinq millionième partie d'une tête d'épingle!

Vous avez peur, et avec raison, d'une lettre qui vient d'un pays où sévit la peste; vous fuyez la ville en proie à l'épidémie! et vous riez, inconséquent... si l'on vous annonce qu'un décillionième de grain de médicament possède encore une vertu curative, bien que cette dose soit moins infinitésimale assurément que la dose miasmatique de la peste, du typhus ou du choléra que vous redoutez?

Eh! pourquoi donc, puisqu'il peut donner et ôter la vie, un atôme ne suffirait-il pas à la modifier?

Eh! pourquoi le principe qui vous anime, invisible et impondérable, serait-il à l'abri de l'action des impondérables et des invisibles seulement alors qu'il s'agit de médicament?

Pourquoi une dose infinitésimale ne vous guérirait-elle pas, si une dose plus infinitésimale encore a pu vous rendre malade?

Ignorants ou étourdis, ne savez-vous donc pas ou avez-vous oublié que souvent l'Allopathie donne certains médicaments à des doses presque homœopathiques; qu'elle coupe la fièvre du nouveau-né avec le quinine donné à sa nourrice; qu'elle le guérit de la syphilis en lui faisant boire le lait de la chèvre frictionnée avec du mercure; qu'elle administre l'opium, la belladone, l'aconit, l'ipécacuanha, le sublimé, l'arsenic par 20e, 30e, 40e, 50e et 100e de grain?

N'oublions pas d'ailleurs que beaucoup de médicaments homœopathiques doivent leur vertu à leur mode de préparation. On sait que le frottement, la trituration, la succussion développent dans la matière des qualités latentes jusque-là. Le sauvage allume du feu en frottant l'un contre l'autre deux morceaux de bois sec; le choc du briquet contre un silex dégage une quantité de calorique suffisante pour fondre les particules d'acier qui enflamment l'amadou. Le frottement est le moyen généralement employé pour accumuler l'électricité à la surface des corps. L'ambre, les os, la corne, l'ivoire, le drap et une foule d'autres substances inodores par elles-mêmes, répandent par le frottement une odeur très-prononcée.

Ainsi les médicaments homœopathiques acquièrent, par ces mêmes moyens, de nouvelles propriétés ou un surcroît d'activité dans celles qu'ils possédaient déjà.

On a expliqué diversement le développement de la médicalité des substances. Ceux-ci l'attribuent à la division excessive des molécules, qui les rend plus nombreuses, plus mobiles et, par conséquent, plus propres à impressionner un plus grand nombre de fibres; ceux là, à l'électricité dégagée qui s'accroît proportionnellement à la surface. D'autres croient que la trituration et la succussion dégagent réellement une puissance nouvelle, toute dynamique, qui se transmet par infection successive aux substances inertes avec lesquelles on les met en contact ; de sorte que les dernières atténuations ne contiennent plus rien de matériel, mais seulement le dynanisme médicamenteux. Cette différence d'explications importe peu au fait de l'action des infinitésimaux. Lors même qu'il ne serait pas vrai, comme le dit Bacon « que c'est dans les plus petites choses que la nature se révèle le mieux, » les doses homœpathiques n'en seraient pas moins suffisantes pour guérir. Elles n'en auraient pas moins sur les doses allopathiques l'immense avantage d'être toujours d'une parfaite innocuité. En effet, si le médicament est bien choisi, en vertu de son homœpathicité, il n'agit que sur les organes rendus plus sensibles par la maladie, et cette action là est curative ; s'il est mal choisi, il ne peut agir ni sur les parties malades, puisqu'il n'est pas homœopathique, ni sur les parties saines, parce que la dose n'est pas assez forte pour affecter ces parties.

VI. Ceux qui ne peuvent nier les guérisons homœopathiques les attribuent au hasard, à l'influence morale du médecin, à la nature.

Disons d'abord que cette objection peut être faite avec plus de raison contre l'Allopathie, puisque nous avons entendu les allopathes de bonne foi la définir : « *l'art de bercer les malades d'un chimérique espoir*. »

Maintenant qu'est-ce que le hasard ?

Ce mot, comme l'entendent les *objecteurs*, n'est qu'un mot vide de sens dont ils se servent pour couvrir leur ignorance ou leur mauvaise foi. Il n'y a point de hasard dans l'Univers, répondrons-nous en nous citant nous-mêmes : « ce qu'on appelle ainsi a, de même que l'ordre, des lois générales et constantes ; avec cette différence, cependant, que celui-ci se compose de lois connues, de résultats prédits ; celui-là, au contraire, de lois ignorées, d'effets imprévus que le temps seul doit révéler. L'ordre est cette partie de l'avenir déjà tombée dans le domaine de la science ; c'est le hasard d'hier ; le hasard est cette autre partie de l'avenir voilée encore et mystérieuse qui sera l'ordre de demain (1). »

Ce n'est donc point le hasard qui peut guérir. Est-ce la confiance dans le médecin ?

Oui, très-souvent il faut attribuer *à la foi, qui transporte les montagnes*, tout l'honneur des guérisons par toutes les méthodes possibles. Si rien n'altère plus profondément la santé que les causes morales, rien aussi n'est plus propre à la rétablir. Or nous croyons que les affections morales sont pour plus de moitié dans les causes des maladies qui désolent l'espèce humaine ; l'amour, la haine, la jalousie, l'ambition, la colère, la peur, le désespoir, la joie, la tristesse, l'imagination tuent plus d'hommes que la peste, la fièvre jaune et le choléra réunis.

Nous croyons donc aussi que la moitié au moins des maladies peuvent être guéries par des remèdes moraux, et que dans toutes les maladies ces remèdes doivent être employés concurremment avec les spécifiques matériels, comme aidant très-puissamment aux réactions de la force vitale.

Des milliers de faits prouveraient cette assertion. On a vu des amants cataleptiques reprendre

(1) Quintessences.

l'usage de la raison et des sens à la vue d'une maîtresse chérie ; des mères éplorées échapper au trépas qui les menaçait quand un fils tendrement aimé leur était rendu ; des femmes en travail, épuisées par des douleurs inutiles, accoucher heureusement en apprenant une nouvelle agréable ; des jeunes filles atteintes de chlorose à la suite de chagrins d'amour revenir à la santé et au bonheur après une union selon leur cœur.

Qui ne sait le pouvoir de l'imagination ? Non-seulement elle engendre les maladies dites imaginaires, dont les souffrances ne sont que trop réelles, mais encore elle détermine souvent de véritables et terribles maladies.

Boerhaave avait un élève chez qui tous les états morbides décrits par le maître se manifestaient successivement ; si bien qu'il fut obligé de renoncer à l'étude de la médecine qui mettait sa vie en péril.

Le docteur de Feuchtersleben, professeur à la faculté de médecine de Vienne, et ancien ministre de l'Instruction publique, cite dans son *Hygiène de l'âme* un domestique anglais qui fut atteint d'hydrophobie pour avoir lu dans un journal le récit d'une mort horrible causée par la morsure d'un chien enragé.

Mais le pouvoir curatif de l'imagination n'est pas moindre que son pouvoir désorganisateur.

Un médecin anglais donnait ses soins à un homme atteint depuis longtemps d'une paralysie de la langue. Il voulut essayer sur ce malade un instrument de son invention dont il se promettait un excellent résultat. Avant de procéder à l'opération, il lui introduit dans la bouche un thermomètre de poche. Le malade *imagine* que c'est l'instrument sauveur. Au bout de quelques minutes il s'écrie, plein de joie, qu'il peut remuer librement la langue. » (*Hygiène de l'âme*, p. 33.)

Le célèbre professeur de Vienne a entrepris de fonder une hygiène et une thérapeutique morales.

Des médecins éminents de tous les temps ont pensé comme lui. Asclépiade et Galien recouraient souvent à la musique pour soulager leurs malades.

« Je voudrais, dit Hervey, qu'un médecin chrétien étudiât saint Paul autant qu'Hippocrate, et que lorsqu'il est consulté sur les maladies du corps, il voulût bien prendre aussi quelque soin des besoins spirituels. »

Alibert croit à la nécessité d'une thérapeutique morale.

Hufeland, le premier peut-être des praticiens de notre temps, dit dans son *Art de prolonger la vie humaine* : « qu'un des meilleurs moyens de vivre longtemps, c'est de donner à son imagination une direction agréable. »

Un médecin anglais se demande si un grand nombre des maladies de Londres n'ont pas plutôt leur source dans les mœurs des habitants que dans le climat... L'hypocondrie, ajoute-t-il, suppose toujours un caractère faible ou tout au moins un affaiblissement temporaire. Reconnaître sa faiblesse d'âme et la combattre sans repos ni trêve, c'est, dans ce cas, le meilleur moyen de se guérir. (*Médical Reports*, 1830).

Ainsi, la foi, la confiance, l'imagination, sont des remèdes certains, nous en sommes plus convaincus peut-être que ceux dont nous relevons l'objection ; nous en sommes si convaincus, même, que nous voudrions voir ériger dans les Facultés des chaires de médecine morale, et que nous travaillons en ce moment à un ouvrage sur cette matière. Mais nos concessions ne prouvent rien contre l'Homœopathie, car les cures morales sont d'autant plus sûres qu'elles sont plus homœopathiques.

Qu'on n'aille pas conclure de là et nous faire dire que l'Homœopathie est une médecine morale. L'Homœopathie guérit les enfants et les animaux, chez lesquels l'imagination, la confiance ne peuvent jouer aucun rôle thérapeutique.

Lorsque nous disons que l'Homœopathie guérit, nous n'entendons pas qu'elle le fait d'une manière directe et immédiate, mais seulement d'une manière indirecte, en aidant la nature dans ses réactions salutaires. La nature, nous le répétons, opère seule les guérisons ; c'est l'opinion des plus grands médecins. Cette nouvelle concession ne prouve rien non plus contre l'Homœopathie, que nous considérons ici comme le premier ministre de la nature.

VII. La grande, la très-grande objection des gens du monde est celle-ci : Mais si la méthode des semblables est vraie, pourquoi l'Académie de médecine, pourquoi les praticiens allopathes les plus distingués ne s'y sont-ils pas ralliés et ne se sont-ils pas empressés de faire jouir la France de ses bienfaits? Pourquoi, au contraire, l'ont-ils constamment combattue et la repoussent-ils encore maintenant?

Nous aurions mille *parce que* à répondre aux objecteurs; mais qu'ils veuillent bien auparavant nous dire eux-mêmes :

Pourquoi Socrate a bu la ciguë?

Pourquoi les grands-prêtres Juifs ont crucifié le Christ?

Pourquoi les souverains pontifes et les empereurs païens ont pendant trois siècles persécuté les chrétiens?

Pourquoi on a repoussé d'abord l'imprimerie, le mouvement de la terre, le quinquina, la vaccine, la pomme de terre, la vapeur?

Pourquoi l'Académie de médecine a refusé, dans sa séance du 28 juin 1831, de voter l'impression d'un rapport favorable de sept de ses membres sur le magnétisme, et a chassé de l'Académie ceux qui ne voulurent pas prendre par avance l'engagement de ne jamais y croire?

Pourquoi toute *vérité nouvelle n'excite que la défiance, l'inimitié et le mépris*? (Voltaire).

Pourquoi le dernier des crimes que l'on pardonne est d'annoncer une vérité nouvelle? (*Thomas, Eloge de Descartes)*.

Pourquoi la vérité *n'a-t-elle jamais pénétré en ce monde que par le combat?*

Pourquoi enfin presque tous les bienfaiteurs de l'humanité ont dû payer de leur repos, de leur fortune, de leur vie le bien qu'ils ont voulu faire aux hommes?

Et s'ils ne pouvaient répondre, Locke répondrait à leur place : « Quel est celui qui pourra, par les meilleures raisons, se laisser dépouiller tout à fait de ses anciennes opinions, de toutes ses connaissances et de tout le savoir qu'il a eu tant de peine à acquérir par les travaux constants de toute sa vie, et se résoudre à adopter des idées toutes nouvelles? Les raisonnements les plus sévères, les plus concluants ne pourront pas le convaincre. »

Alibert répondrait aussi :

« La routine est une maîtresse aveugle qui n'en conduit pas moins les hommes et particulièrement les médecins. »

M. Bouillaud répondrait enfin :

« Une des plus tristes lois que doive subir tout progrès c'est une opposition, une résistance plus ou moins violente... Il n'est permis à personne d'inventer impunément quelque grande vérité, *surtout quand cette vérité est en opposition avec les idées généralement reçues et enseignées par les hommes qui occupent de hautes positions*. Plus la réforme est grande et fondamentale, plus les intérêts et les opinions qu'elle choque sont nombreux ; plus aussi l'opposition qu'elle rencontre est grande elle-même. »

Ainsi *paresse, préjugés, routine,* voilà les *parce que* de Locke, d'Alibert et de M. Bouillaud; ce sont les réponses générales d'un philosophe, d'un médecin philosophe et d'un professeur de l'Ecole de Paris.

En voici deux autres spéciales à l'Homœopathie; elles sont d'un médecin et d'un pharmacien, tous deux membres de l'Académie de médecine et professeurs.

« La médecine, dit M. Magendie, ne peut exister qu'à la condition que les malades aient foi en elle et qu'ils viennent réclamer ses secours. Ce n'est point par les *théories* qu'elle vit, c'est par la CLIENTÈLE. Or, il est impossible aujourd'hui de se le dissimuler, une certaine partie du public abandonne la médecine classique, qu'on appelle ironiquement l'ancienne, la vieille médecine, et les malades vont se livrer *corps* et BIENS à ce qu'ils nomment la médecine nouvelle, croyant s'associer ainsi au progrès de l'intelligence. L'Homœopathie ne se propose rien moins que de *renverser tout l'édifice médical.* » (*Paroles de M. Magendie à son cours du Collége de France en* 1846, et publiées dans le journal l'*Epoque.*)

Vous entendez ! l'Homœopathie en veut aux honneurs et aux honoraires de ces messieurs!

Voici qui est mieux :

« J'ai jugé utile, dit M. Soubeiran, d'introduire dans cette édition une notice sur les médicaments homœopathiques. La doctrine sur laquelle leur emploi est fondé témoigne jusqu'à quel point l'absurde peut prendre de crédit sur les cerveaux humains... Qu'on ose établir en principe scientifique qu'un effet peut être produit par un médicament à la vingtième ou trentième dilution, par un grain d'arnica noyé dans l'Océan, c'est le comble de la folie. Cependant, dans l'état actuel de notre société, où l'Homœopathie ne manque pas de prosélytes, il est bon que les pharmaciens soient mis à même de préparer les médicaments suivant les indications de ce système, ne fût-ce que pour *se défendre contre les empiétements* des homœopathes et leur ôter le prétexte de se livrer à l'exercice de la pharmacie. » (*Soubeiran, Traité de pharmacie, quatrième édit. préface*, p. 7.)

Tout à l'heure on combattait encore pour la doctrine, pour l'honneur; maintenant on ne combat plus que pour la caisse, et par quels moyens! L'Homœopathie est *absurde* ; employer ses doses est le *comble de la folie* ; cependant le *pharmacien en chef des hôpitaux et hospices civils de Paris*, le *directeur de la pharmacie centrale des hôpitaux, le professeur à l'école spéciale de pharmacie, le membre de l'Académie impériale de médecine*, etc., etc., M. Soubeiran, enfin, va donner la recette de l'*absurde* afin que la pluie d'or ne tombe pas en ondées moins abondantes dans les comptoirs de ses confrères !

Hélas ! hélas ! Les anciens se sont donné beaucoup de peine pour faire de la médecine une science, ils n'ont pu y parvenir ; les modernes ont voulu en faire une boutique, ils n'y ont que trop réussi !

Jusqu'ici les académies et les allopathes réfractaires, menacés dans leurs intérêts, dans leurs préjugés, dans leurs habitudes, ont fait comme le savant anatomiste Rioland, fort honnête homme d'ailleurs, qui se révoltant contre l'évidence, s'écriait : « *J'aime mieux me tromper avec Galien qu'être circulateur avec Hervey.* »

Mais au jour prochain où les malades imposeront l'Homœopathie aux médecins, les académies feront des rapports favorables, les chaires retentiront d'hymnes en l'honneur de la loi des semblables, bref, on ne trouvera pas quatre allopathes pour tenir les coins du poêle aux funérailles de l'Allopathie. Et déja beaucoup d'entre eux, les prudents, les prévoyants, ne se sont-ils pas mis à traiter par les deux méthodes ?

L'opposition aux idées nouvelles n'est donc le plus souvent qu'une affaire de boutique.

Les opposants savent bien que sans elles il n'y aurait aucun progrès possible pour l'humanité ; ils savent bien que le vieux passé serait sans raison d'être si le jeune présent ne montait sur ses épaules courbées afin de voir plus loin que lui ; les opposants savent cela mieux que nous, mais il y a le pot-au-feu qui réclame, et pauvres humains ! » notre intérêt est toujours la boussole que suivent nos opinions ! »

Comprend-on maintenant pourquoi l'Académie de médecine, consultée en 1835 par le ministre de l'Instruction publique, sur la convenance d'établir à Paris des dispensaires Homœopathiques, répondit : « *La raison et l'expérience sont réunies* pour repousser de toutes les forces de l'intelligence un pareil système, et pour donner le conseil de le livrer à lui-même, de le laisser à ses propres moyens. L'Académie estime donc que le gouvernement doit REFUSER de faire droit à la demande qui lui est adressée en faveur de l'Homœopathie ? »

Pourquoi dans la séance du 4 janvier 1856, la *Société anatomique*, présidée par le docteur Cruveilher, a exclu de son sein, à l'unanimité, les docteurs Tessier, Gabalda, Frédault et Jousset, comme coupables de publications homœopathiques? (*Gazette hebdom. de méd. et de chir.*, 11 janvier 1856).

Pourquoi M. Bouillaud, en parlant des phénomènes magnétiques, a osé dire : SI JE L'AVAIS VU, JE NE LE CROIRAIS PAS ?

Pourquoi, en parlant de l'Homœopathie, il a osé dire également : *Il faut avoir en soi assez de force de résistance* pour REFUSER D'EXPÉRIMENTER ?

CHAPITRE IX.

Témoignages allopathiques favorables à l'Homœopathie.

Nous pourrions commencer par invoquer ici, comme un puissant témoignage, l'exemple de ce grand nombre de médecins qui, depuis trente ans, ont déserté la médecine scholastique pour passer à l'Homœopathie, et ce témoignage en vaudrait bien d'autres. En effet, si la médecine des écoles avait offert à ces honorables déserteurs les ressources thérapeutiques et le repos de la conscience qu'ils lui demandaient, ils ne l'eussent évidemment point abandonnée. Beaucoup d'entre eux avaient blanchi dans la pratique de l'Allopathie quand ils se sont mis à désapprendre et à oublier la vieille médecine pour étudier la nouvelle. Or, lorsque des hommes d'honneur, de science et d'expérience abandonnent à l'âge de 50 ou de 60 ans même le drapeau sous lequel ils ont servi pendant tant d'années, cela doit donner à réfléchir aux malades et aux médecins.

L'âge des cheveux gris n'est guère celui des nouvelles illusions, et quand au déclin de la vie, et presque au bord de la tombe, l'homme embrasse avec enthousiasme une doctrine nouvelle, ce doit être une grande présomption pour la vérité de cette doctrine.

Nous récusons donc comme témoins les homœopathes d'aujourd'hui, quoique allopathes d'hier, afin de ne faire comparaître que les médecins complètement désintéressés dans la question.

Rappelons-nous d'abord les dépositions favorables, déjà citées précédemment, d'Hippocrate, de Paracelse, de Stahl et de plusieurs autres grands médecins, touchant *le principe des semblables*.

Puis écoutons les autres :

Haller et Linnée ont écrit que « traiter les maladies par les contraires était complètement faux et absurde ». (DEVERGIE, *Traité du catarrhe chronique*, p. 9)

Descartes, qui étudia douze ans l'anatomie et disait que le perfectionnement de la médecine devait être le seul but des sciences, a établi, dans son *Abrégé de médecine*, que *les semblables se guérissent par les semblables*.

Pierre Frank, célèbre médecin allemand, rapporte l'observation d'une *diarrhée* chronique qui avait réduit un homme de quarante ans au dernier degré de consomption, guérie par un violent purgatif. (*Traité de méd. prat.*, trad. par Goudareau, t. Ier, p. 160.)

Sainte-Marie, le prince de la Faculté de Lyon et qui jouit parmi les médecins d'une autorité incontestée, a dit :

« Il est certain que nous guérissons quelquefois en agissant dans le sens même de la nature... C'est ainsi que Rivière a guéri des fièvres ataxiques intermittentes *soporeuses* en donnant de l'*opium* dans l'intervalle des accès. »

Il cite ensuite des diarrhées guéries par les drastiques, et des épilepsies guéries par un empirique au moyen d'un remède qui donne de violents accès d'épilepsie pendant vingt-quatre heures. Puis il continue :

« Il est impossible que ces faits ne soient que d'heureux hasards, ils se rattachent indubitablement à quelque GRANDE LOI THÉRAPEUTIQUE que j'ai peut-être entrevue dans le principe ci-dessus établi, mais qui reste encore à mieux déterminer que je ne l'ai su faire. » (*Nouveau formulaire médical*, p. 80.)

A la page 56, du même ouvrage, Sainte-Marie donne ainsi raisons aux dilutions homœopathiques :

« Je parlerai d'un effet singulier et à peine observé, c'est l'accroissement d'activité qu'acquièrent certaines substances quand elles sont mêlées à l'eau en certaines proportions ; ce liquide, loin d'énerver leur vertu, comme on est d'abord porté à le croire, ne fait que la développer. Cullen avait déjà remarqué que les veaux sont mieux nourris et engraissent plus facilement quand on coupe le lait dont on les alimente avec une partie égale d'eau, que quand on le leur donne pur. J'ai plusieurs fois éprouvé sur moi qu'une quantité donnée de vin, capable de produire un léger degré d'ivresse, amène plus promptement cet état quand je la prends mêlée avec autant d'eau, que sans ce mélange... Plusieurs personnes, bien capables de s'observer avec intelligence, m'ont assuré qu'elles étaient plus stimulées par une tasse de café prise avec autant, même deux fois autant de lait, que par une tasse de café pur. »

Le professeur Récamier, dans le *Journal des connaissances médico-chirurgicales*, 16 janvier 1851,

p. 34, dit que « c'est aux principes impondérables seuls que chaque médicament doit sa façon d'agir, sa puissance, son efficacité, chaque médicament n'étant qu'un conducteur spécial des principes impondérables. »

Fodéra, de l'Académie de médecine, a écrit :

« Une maladie d'irritation peut être guérie par des irritants. » (*Histoire de quelques doct. méd.*, p. 130.)

MM. Mérat et Delens ont écrit aussi :

« C'est une chose remarquable de voir des médicaments conseillés pour guérir à peu près les mêmes maladies que d'autres praticiens leur voient causer. »

MM. Trousseau et Pidoux, professeurs de thérapeutique à la Faculté de Paris et médecins des hôpitaux, disent en propres termes :

« L'expérience a prouvé qu'une multitude de maladies étaient guéries par des agents thérapeutiques qui semblent agir dans le même sens que la cause du mal auquel on les oppose. » (*Thérapeutique*, t. Ier, p. 226.)

Et ils ajoutent à la page 21 du tome II : « La doctrine homœopathique ne mérite certainement pas le ridicule que les applications thérapeutiques des homœopathes lui ont valu. Lorsque Hannemann émit le principe thérapeutique *Similia similibus curantur*, il prouva son dire en l'appuyant sur des faits empruntés à la pratique des médecins les plus éclairés. De toute évidence les phlegmasies locales guérissent souvent par l'application directe des irritants qui causent une inflammation analogue, inflammation thérapeutique qui se substitue à l'inflammation primitive. »

L'ouvrage de MM. Trousseau et Pidoux fourmille d'exemples à l'appui de leurs paroles. On voit qu'ils ont lu et relu les livres d'Hannemann; pourquoi n'indiquent-ils pas les sources auxquelles ils ont puisé?

M. Bouchardat, dans son *Formulaire* de 1845, dit à l'article *Médecine substitutive ou homœopathique :*

« La médication substitutive, dont on commence maintenant à reconnaitre l'importance, est appelée à dominer la thérapeutique des affections chroniques. »

La *Thérapeutique* d'Alibert est toute favorable à l'Homœopathie.

Page 291, il rapporte que « Tournefort a vu l'ellébore produire sur l'homme sain les symptômes du choléra ».

Nous savons déjà qu'Hippocrate guérit un cholérique avec cette substance.

Alibert est vitaliste : « La doctrine de la force vitale introduite par Chaussier, à l'école de Paris, est, dit-il dans ses *prolégomènes*, le *fondement* de la thérapeutique. »

Aux pages 100, 565 et 569, il s'élève avec force contre le mélange des médicaments.

Page 106, il loue un médecin d'avoir essayé sur lui-même les effets du camphre.

Enfin, les effets qu'il décrit de l'*ipécacuanha*, *du datura stramonium*, de la *belladone*, de la *jusquiame*, du *rhus toxicodendron*, du *cuivre*, des *cantharides* sur l'homme sain, justifient l'Homœo pathie d'employer ces médicaments contre les affections analogues à celles qu'ils produisent.

Le vénérable docteur Gastier, l'un des doyens des homœopathes français, étant jeune allopathe, écrivait dans un livre extrêmement savant et consciencieux, publié en 1816, c'est-à-dire quinze ans avant l'introduction de l'Homœopathie en France :

« Qu'on m'indique des médicaments dont les effets soient perceptibles à nos sens et qui soient certainement reconnus agir d'une manière spéciale dans certaines affections particulières... et je suis prêt à démontrer qu'ils ne guérissent spécifiquement ces maladies que parce qu'ils ont la propriété de porter spécialement atteinte aux organes qui en sont affectés. » (*Essai sur la nature des maladies en général et sur le mode d'action des médicaments*, p. 328). »

Le JOURNAL *de médecine et de chirurgie pratique*, t. VIII, p. 48, rapporte une guérison de *sternutation prolongée* due à trois prises de tabac en poudre. Le docteur Bawens, qui a fait cette cure et en a rendu compte à la Société des sciences médicales de Bruxelles, avait épuisé inutilement tout l'arsenal de l'Allopathie.

Le savant Hufeland, premier médecin du roi de Prusse, le plus grand praticien allopathe de l'Allemagne, a souvent rendu justice à l'Homœopathie :

« Elle fera, dit-il, dans le *Dictionnaire homœopathique*, Berlin, 1831, elle fera les praticiens plus attentifs à la séméiologie trop négligée jusqu'à ce jour, plus attentifs aux règles diététiques. Elle fera cesser la croyance à la nécessite des fortes doses ; elle introduira une plus grande simplicité dans les prescriptions, elle conduira à un plus sûr moyen d'essayer les remèdes et d'arriver à la connaissance de leurs propriétés ; en aucun cas, elle ne peut faire de mal. »

Dans son journal de janvier 1813, Hufeland avait déjà dit :

« Je connais un endroit où, pendant une épidémie de scarlatine des plus fortes, on a essayé le préservatif de Hannemann, la belladone, et où tous ceux qui en ont fait usage ont été garantis de la maladie. »

Hufeland répond même à l'objection des petites doses :

« Cet objet est digne de la plus grande attention, dit-il, et mérite qu'on le soumette à des expériences suivies, car se laisser prévenir contre ce moyen par l'extrême petitesse de la dose, ce serait oublier qu'il est ici question d'un effet dynamique, c'est-à-dire d'un effet sur le vivant, et qu'on ne peut apprécier ni par livres ni par grains. Quel est celui qui a pu déterminer pondérativement l'arôme ou bien la quantité de virus nécessaire pour produire un effet quelconque? *Etendre une substance, est-ce donc constamment l'affaiblir*? Et le liquide qui l'étend ne peut-il pas devenir un véhicule qui développe en elle une propriété nouvelle, un mode nouveau d'action plus subtil que celui qu'elle possédait auparavant? » (BAYLE, *Bibliothèque de thérapeutique*, t. II, p. 394.)

« J'ai vu souvent, dit-il encore (*Dict. homœop.*, 1831), et bien des gens dignes de croyance ont vu fréquemment aussi l'Homœopathie se montrer efficace dans les maladies graves, où toutes les autres méthodes avaient échoué. »

Enfin, dans son *Manuel de médecine pratique*, p. 2 et 3, Hufeland dit explicitement : « L'Homœopathie, malgré les prétentions qu'elle affiche, fournit la meilleure preuve de la haute puissance de la nature, car elle n'est elle-même qu'une manière de guérir par les spécifiques, et, en choisissant pour médicaments les substances qui produisent des effets analogues à ceux des maladies, elle agit précisément sur l'organe souffrant, y sollicite la réaction de la nature, et y fait naître le travail intérieur qui amène la guérison. »

Le journal d'Hufeland est rempli de témoignages de médecins allopathes attestant la spécificité de la belladone comme moyen préservatif et curatif de la scarlatine.

Le docteur Méglin, de Colmar, assure également que, dans une épidémie de scarlatine, tous les individus auxquels on a fait prendre de la belladone en ont été préservés. (*Nouveau journal de médecine*, nov. 1821.)

Bréra, le célèbre professeur de Venise, après avoir rapporté plusieurs de ses guérisons dues à l'Homœopathie, dit « qu'il fut conduit à de telles expériences, surtout par la considération de ce passage d'Hippocrate, à lui indiqué par Blumenbach, alors son professeur à Gœttingue : *Les maladies peuvent être parfois guéries par des moyens capables de produire analogie de mal;* ensuite par l'action du virus contagieux, et surtout de la vaccine et de la variole qui, étendus à un état presque immatériel et inoculés, développent une action tellement puissante, qu'elle multiplie à milliards les atômes contagieux introduits. » (*Anthol. médic.*, septembre 1834.)

Plus loin, Brera confirme la vérité du principe homœopathique et l'efficacité des petites doses d'après des expériences qu'il a faites avec du pus variolique dilué.

Si les allopathes français étaient moins distraits par la prévention et le parti pris, ils verraient aussi, comme Brera, dans la vaccine dont ils font journellement usage, une preuve évidente du principe homœopathique. Car, enfin, la vaccine ne produit-elle pas des effets semblables à ceux de la petite-vérole dont elle est le préservatif?

Le docteur Roth, professeur à l'université de Munich, dans son compte rendu adressé au roi de Bavière, d'après ses ordres, sur les résultats du traitement homœopathique du choléra en Allemagne, s'exprime ainsi :

« En publiant les nombreux services que les homœopathes ont rendus à Prague, à Vienne et en Hongrie, dans le traitement du choléra, je dois faire observer que les médecins dont je fais mention dans cet opuscule me sont non-seulement connus personnellement, mais encore ont droit à la plus honorable recommandation pour leur amour de la vérité, et pour ce sentiment d'honneur et de conscience qui leur est propre, et leur fait éviter scrupuleusement dans leurs récits tout ce qui pourrait y ressembler à de l'exagération. »

M. Andral, professeur de pathologie et de thérapeutique à l'Ecole de médecine de Paris, dit dans le *Bulletin de thérapeutique*, 1835 : « Sans préjuger la question que les homœopathes ont soulevée dans ces derniers temps sur la propriété qu'auraient les agents curatifs de déterminer dans l'organisme les maladies qu'en Allopathie on se propose de combattre par eux; nous croyons que c'est une vue qu'appuient *quelques faits incontestables*, et qui, à cause des *conséquences immenses* qui peuvent en résulter, mérite au moins l'attention des observateurs.

M. Andral a aussi reconnu que « *de plusieurs malades attaqués de fièvres intermittentes, et traités* avec des *globules homœopathiques*, QUELQUES-UNS ONT ÉTÉ GUÉRIS (1). »

M. Isidore Bourdon, de l'Académie de médecine, après avoir analysé les doctrines d'Hannemann, ajoute : « Ne peut-on pas conclure qu'Hannemann, que l'on considère comme méconnaissant les principes de l'art, n'a, au contraire, rien avancé qui ne puisse parfaitement s'adapter aux fondements éternels de la médecine hippocratique. »

Le docteur Jourdan, de l'Académie de médecine, traducteur des œuvres de Hannemann, aux pages 6 et 7 du 1er volume de la *Matière médicale*, témoigne aussi en faveur de l'Homœopathie.

---

(1) Ces paroles de M. Andral sont une réponse à ceux qui objectent les prétendues expériences du savant professeur en 1834; elles prouvent qu'il n'avait pas expérimenté l'Homœopathie conformément aux règles. (Voir *Bulletin de thérapeutique*, t. VII, p. 14 et 15.) M. Jourdan, le collègue de M. Andral à l'Académie de médecine, dit que celui-ci ne connaissait pas l'Homœopathie, et que la note qui relate ses expériences est une *plaisanterie* ou une note d'infirmier.

Broussais, dans le principe, avait représenté l'Homœopathie comme une absurdité sans pareille et *indigne de tout examen.* Plus tard, en 1833, il avait dit :

« Si l'Homœopathie n'était pas une absurdité, elle serait une vérité immense. »

Enfin, en 1835, on entendait le célèbre professeur s'écrier dans sa chaire :

« Je ne connais dans les sciences que l'autorité des faits, et, en ce moment, j'expérimente l'Homœopathie. »

Et comme un rire d'incrédulité accueillait ces paroles, Broussais reprit d'une voix vibrante, qui éteignit le sourire sur toutes les figures : « *Oui, j'expérimente l'Homœopathie.* »

« Hannemann a eu beau jeu, dit ailleurs Broussais, à critiquer l'ancienne médecine ; la plupart des arguments qu'il fait valoir contre elle sont ceux-là même dont nous nous sommes servis pour la combattre. Il a donc dû nécessairement être écouté quand il s'est livré à la critique des anciennes méthodes de traitement... Si la doctrine d'Hannemann nous offre le moyen d'obtenir mieux, loin de la repousser, nous devons nous faire un devoir de l'étudier et de l'approfondir dans son application au lit des malades... Nous avons fait quelques expériences (dans les états phlogistiques) avec la belladone à doses très exiguës, et plusieurs faits déposent en sa faveur. » (*Annales de la méd. physiologique*, par F.-J.-V. Broussais, vol. XXIII. *Discours prélim. pour l'année* 1833.)

Broussais, fortement ébranlé, manifesta au docteur Frappart, son ami, un vif désir de voir Hannemann ; mais il tomba malade de la maladie dont il mourut. Pendant les quatre derniers mois de cette maladie, Broussais se mit à l'Homœopathie, comme on peut le voir dans les remarquables *Lettres sur le magnétisme* du docteur Frappart. Qu'on ne vienne pas nous dire que sa raison avait faibli, car, deux heures avant sa mort, il fit écrire sur son journal : « *A neuf heures, mangé une soupe ;* ajoutez : *trouvé bonne.* »

Le docteur de La Plaigne, actuellement le médecin le plus occupé de Bordeaux, possède une preuve sans réplique de la conversion de Broussais à l'Homœopathie. « Broussais, dit-il, page 4 de son *Simple exposé de la doctrine médico-chirurgicale des spécifiques* : Broussais a passé par l'Homœopathie pour aller au devant de la médecine spécifique. Je tiens à la disposition de toute personne qui pourrait douter de ce que j'avance, une consultation de Broussais, datée de Paris, 2 juin 1838, *écrite et signée de sa propre main.* Toute cette consultation caractérise sa transition à l'Homœopathie, et de l'Homœopathie à la spécificité. »

L'honnête et savant Raspail, dont le témoignage vaut mieux que celui de quarante académiciens, nous a dit un jour :

« Je pense qu'il y a du vrai dans le principe des semblables ; mais qu'Hannemann l'a trop généralisé. C'est le défaut, d'ailleurs, des hommes à système ; ils partent tous de faits vrais qu'ils généralisent trop. »

C'est aussi un peu, croyons-nous, le défaut du système médical de Raspail.

Le docteur Forget, professeur à la faculté de

Strasbourg, a proclamé au congrès scientifique de cette ville : « *l'urgence de l'essai des médicaments sur l'homme sain*, et dit qu'il était persuadé que tous les membres de la section de médecine seraient d'un avis unanime. » (RAPOU, *Histoire de l'homœopathie*, t. II, p. 685.)

Le professeur Montfalcon, l'une des notabilités médicales de Lyon, a dit au sujet de l'Homœopathie : « Qu'elle est *un pas en avant*, *qu'elle repose sur une donnée neuve et peut-être féconde*; et que, quelles que soient les révolutions qui l'attendent, elle laissera toujours, *entre autres vérités, la démonstration* du pouvoir très-réel, QUOI QU'ON EN DISE, de certains médicaments donnés à *très-petites doses.* »

M. Imbert-Gourbeyre, professeur à l'école préparatoire de médecine de Clermont-Ferrand, lauréat de l'Académie de médecine de Paris au concours de 1854, parle en ces termes remarquables d'Hannemann et de l'Homœopathie :

« Le célèbre thérapeutiste allemand a certes le droit d'être écouté quand il s'agit des propriétés curatives des médicaments. En France, à cette heure, nous sommes de vingt ans, au moins, en arrière des travaux de matière médicale qui ont été publiés à l'étranger, tandis que les thérapeutistes, comme Pereira, Giacomini, Weber, etc., sans s'enrôler sous la bannière d'Hannemann, ont cité cependant avec respect et mis à profit les nombreux travaux de son école et lui ont accordé, dans leurs traités élémentaires, une légitime hospitalité.

» Il faut bien pourtant qu'on le sache, je ne saurais pour mon compte trop proclamer cette vérité : l'école hannemannienne offre aux médecins les ressources les plus précieuses pour le traitement des maladies.

« Toutes les recherches des observateurs sont venues confirmer sur tous les points les vérités thérapeutiques signalées par Hannemann.

» Plus j'étudie dans mon éclectisme les travaux de matière médicale de toutes les écoles, plus je suis étonné des conclusions favorables qui en sortent pour l'école hannemannienne. Je mets au défi tout médecin sérieux et intelligent, qui voudra remuer à fond dans toute la tradition et l'observation moderne, de ne pas arriver par la logique des faits à la même opinion. » (*Gazette médicale de Paris*, 25 novembre 1854.)

Feu M. d'Amador, l'un des plus illustres professeurs de l'école de Montpellier, enseignait l'Homœopathie dans ses cours : « Pratiquement, disait-il un jour, l'Homœopathie est une méthode de plus à ajouter aux autres méthodes existantes, mais méthode qui surpasse généralement les autres. C'est un chemin de plus, mais plus droit, mais sur lequel on marche avec plus de célérité et de sûreté, de commodité même ; ce chemin n'efface pas les voies anciennes, mais il conduit plus vite et mieux au but; théoriquement, l'Homœopathie est pour nous congénère avec le vitalisme; que dis-je, c'est le vitalisme lui-même largement appliqué à la thérapeutique. La thérapeutique nouvelle s'adresse aux forces de la vie, pour guérir la maladie, comme la pathologie vitaliste étudie ses forces pour concevoir sa formation. La doctrine de la vitalité a toujours professé ce grand principe, *qu'avant toute chose, la force vitale étant la source originelle de la maladie, il fallait aussi, avant toute chose, que ce fût aux mêmes forces que s'adressât l'agent qui devait détruire la modification morbide.* Pour trouver la vérité complète et ravir à l'Allemagne cette belle gloire, il n'a donc manqué au vitalisme de Montpellier que de trouver les moyens de dégager des agents médicamenteux les forces vives qu'ils recèlent ; c'est là ce qu'a fait Hannemann par le grand principe des atténuations des substances. Par cette grande et belle découverte, il a largement agrandi la sphère du vitalisme, et qui plus est, donné à cette doctrine *une base pratique désormais à l'abri du doute*. »

Le professeur Lordat, le vénérable doyen de la faculté de Montpellier, le plus éminent représentant de l'école hippocratique, dans une lettre au docteur Donné, insérée dans le *Journal de Médecine pratique* de Montpellier, s'exprime en ces termes au sujet de l'Homœopathie :

» Je n'admets ni ne rejette l'Homœopathie, que je n'ai pas eu le temps d'étudier ; j'en ai entendu porter des jugements si divers, si opposés par des hommes graves, éclairés, que je dois rester en suspens jusqu'à ce qu'il me soit permis d'avoir un avis, c'est-à-dire jusqu'à ce que j'en aie fait un profond examen, d'autant plus que cette méthode a le suffrage d'un des maîtres les plus distingués, de M. d'Amador, professeur de pathologie et de thérapeutique générales »

En attendant que M. Lordat expérimente l'Homœopathie, il l'enseigne dans sa 12e leçon du cours de physiologie pour l'année 1850-1851.

(*Gazette Médicale* de Montpellier, 15 *avril* 1853) :

« Quand une tristesse vague, dit-il, consécutive d'une passion mentalement dissipée se prolonge indéfiniment, l'individu tombe fréquemment dans une hypocondrie qui l'oblige de s'adresser à la médecine....... *S'il est profondément triste, gardez-vous de chercher à l'égayer, commencez par le faire pleurer*. »

M. Patissier, de l'Académie de médecine rend témoignage de l'action des doses infinitésimales dans son *traité des eaux minérales* : « La chimie est impuissante, dit-il, à déterminer l'action thérapeutique des eaux ; le principe, en quelque sorte vital, qui les anime est insaisissable aux instruments. Et la preuve, c'est que les eaux minérales artificielles, soi-disant composées des mêmes éléments que les eaux minérales naturelles, n'ont plus les mêmes propriétés curatives ; ce qui faisait dire à Chaptal que les chimistes n'analysent que le *cadavre des eaux*. »

Dans une note lue à l'Académie des sciences, les 24 et 31 juillet 1843, M. Bouchardat dit que dans l'eau contenant un millionième d'iodure de mercure, c'est-à-dire une quantité qui échappe aux réactifs chimiques les plus sensibles, les poissons meurent en quelques secondes.

M. Chevreul pense qu'il peut entrer dans l'eau et dans l'air des principes d'infection insensibles aux réactifs chimiques, et qui « se révèlent seulement par leurs effets sur l'organisme. (Lévy, *Traité d'hygiène*, t. II, p. 579.)

Gaspard a prouvé (*Journal de physiologie de Magendie*, t. I, p. 242) que l'infusion ou la décoction de mercure a des propriétés évidentes, bien que l'analyse chimique ne puisse pas y démontrer de mercure. »

« Le *principe* invisible qui produit la contagion, dit M. Chomel, (*Pathologie générale*, 3e édit., p. 41), est ordinairement enveloppé dans une substance visible comme le mucus, la sérosité, le pus liquide ou desséché en croûte, la sueur. »

Le savant Fourcroy, cité par le docteur Munaret dans le *Médecin des villes*, etc., parle ainsi de l'expérimentation pure des médicaments :

» Tant que la routine continuera à dicter aux médecins les formules compliquées d'un plus ou moins grand nombre de médicaments, on ne pourra jamais rien savoir d'exact sur leurs véritables propriétés. L'ancienne école de Cos employait des remèdes simples.... Si on ne renonce à ce luxe dangereux introduit par l'ignorance et la superstition, la science restera dans l'état où elle est. »

Le professeur Rostan proteste en ces termes contre les remèdes composés :

« Lorsqu'il vous est si difficile d'apprécier l'effet d'une seule substance sur l'organisme, comment pouvez-vous penser agir avec certitude, lorsque vous en prescrivez un grand nombre et surtout si vous les employez simultanément. De plus, ou ces substances exercent sur l'organisme une influence identique, elles s'entre aident ; ou bien elles exercent une influence différente ou contraire, elles se nuisent. Dans le premier cas, quelle nécessité y a-t-il d'en ordonner plusieurs, et dans le second, à quoi bon administrer ce composé ? » (*Cours de médecine clinique*.)

Barbier d'Amiens a dit quelque part :

» L'examen des effets physiologiques des remèdes est une matière tout-à-fait négligée ; elle est d'une grande importance et aura une grande influence sur le perfectionnement des méthodes curatives. »

Puis il met en parallèle, dans son *traité de matière médicale*, les effets de la belladone, de la jusquiame, de l'arnica, de l'aconit, etc., sur l'homme sain et les affections que ces plantes guérissent.

« Bichat expérimenta plusieurs médicaments, les prenant un à un, afin d'en étudier les rapports avec les divers tissus, avec leurs propriétés et avec leurs réactions sympathiques. C'est à ce point de vue qu'il méditait une *réforme complète* de la matière médicale où, comme chacun sait, règnent encore l'empirisme le plus grossier et la confusion la plus déplorable. » (Dr Cerise, *Préface des recherches physiologiques sur la vie et la mort.)*

Bordeu, dans sa thèse sur les eaux minérales d'Aquitaine, conseille l'épreuve de l'action de ces eaux sur *l'homme en santé* comme le *moyen le plus sûr* d'en constater les vertus.

Le grand Haller avait déjà senti la nécessité de cette réforme complète de la matière médicale que rêvait Bichat :

« Il faut, dit-il (*Pharm. Helv.*, Bâle, 1771, in-folio, page 12), essayer d'abord sur le corps sain le médicament sans aucun mélange. Après s'être assuré de son odeur et de sa saveur, on en donne une petite dose, puis on fait attention à tous les effets qui sont produits : au pouls, à la chaleur, à la respiration, aux excrétions. Ensuite, au moyen des symptômes recueillis sur le corps sain, vous passerez aux expériences sur le corps malade. »

Kopp, qui a fait pendant six ans des expériences sur les petites doses, s'écrie : « Si j'étais appelé à prononcer comme juré, ma conscience ne me permettrait pas de m'exprimer autrement : Oui, les décillionièmes déploient des vertus curatives déterminées ; mais je crois cependant qu'en général leur action se fait sentir avec plus de force chez les malades sensibles et irritables, et que ces cas-là sont ceux où il convient surtout de les employer. »

Les certificats de sagesse et de *bonne conduite* donnés à l'Homœopathie par l'Allopathie s'étendent même jusqu'au mode de préparation des médicaments.

Un pharmacien allopathe de Paris, M. Victor Garnier, 327, rue St-Honoré, donne aux médicaments allopathiques la forme de très-petites dragées, qu'il appelle *granules*, pour ne pas dire *globules*, et qu'il renferme dans une petite pharmacie de poche grande comme un livre. Ces granules, composés de sucre et de gomme, ne contiennent, dit M. Victor Meunier dans *l'Ami des sciences* du 16 décembre 1855, qu'une quantité très-minime de médicament, par exemple un milligramme pour 5 ou 10 centigrammes de sucre.

Et des praticiens allopathes distingués, qui avaleraient d'un seul coup toute une boîte homœopathique, d'applaudir à *l'invention* de M. Victor Garnier !

Le docteur Munaret a adressé à l'Académie de médecine un mémoire sur l'*emploi des granules en médecine*, dont il signale tous les avantages. Les granules préparées par M. Pelletier contiennent aussi un milligramme de médicament mêlé à dix centigrammes de sucre, et quelquefois un seul de ces granules de M. Munaret est encore une dose trop forte. L'habile praticien avoue avoir « substitué bien des fois et avec un succès encourageant des granules d'*aconitine* à une ÉMISSION SANGUINE et coupé des fièvres nerveuses avec un *granule d'acide arsénieux* pris à jeun pendant une durée de trois à sept jours. »

Le docteur Botto, professeur de clinique à la faculté de Gênes, termine ainsi son discours de rentrée :

« A quel résultat final doit parvenir la méthode hannemanienne, actuellement répandue partout, je ne pourrais le déterminer ; mais j'ai dans mon âme l'espoir qu'il sera inoui et immense. »

Un des beaux triomphes de l'Homœopathie, c'est le témoignage public que fut obligée de lui rendre la Faculté de médecine de Florence au sujet de la guérison extraordinaire du docteur Lazarini. Ce doyen des médecins de ladite ville, condamné par toute la Faculté et par lui-même, fut rendu en peu de temps à une santé florissante par l'Homœopathie.

Fletscher, professeur de physiologie à la Faculté d'Edimbourg, dans son *traité de pathologie générale* rend hommage en ces termes à la doctrine des semblables :

« Combien aisément les substances qui *produisent* diarrhée, hémorroïdes, gonorrhée, catarrhe de la vessie, diaphorèse, fièvre intermittente, laryngite, iritis, ptyalisme etc., *guérissent* ces mêmes maux ! »

Et ailleurs :

« *L'organon* d'Hannemann est un livre original, intéressant, et qui renferme dans une seule de ses pages, plus de bonnes réflexions que tous les ouvrages de ses adversaires pris ensemble. »

Le docteur Yœrg, professeur à l'université de Leipsig, se livrant à l'essai des médicaments sur l'homme sain, dans l'intention de prouver par l'expérience la fausseté de l'Homœopathie, confondit sa propre école en obtenant des résultats semblables à ceux de Hannemann. (Rapou, *Hist. de l'Homœopathie*, t. I, page 25.)

Nous aurions trop à citer si nous reproduisions tout ce que de célèbres allopathes allemands ont dit et publié de favorable à l'Homœopathie, nous renvoyons à *l'histoire de l'Homœopathie* du docteur Rapou.

Arrêtons-nous ici dans la crainte de fatiguer le lecteur. Du reste, malgré le plaisir que nous trouvons à ce travail, notre main se fatigue elle-même à transcrire tant de témoignages favorables à la cause que nous défendons ; notre esprit se fatigue de la monotonie de ces mille voix chantant à l'unisson les louanges de l'Homœopathie. Cette fatigue de plaisir nous rappelle ce chanteur émérite qui, un soir, au sortir de l'Opéra, où il venait d'entendre, pendant six heures de suite, une musique délicieuse, s'écria en rentrant chez lui : « Ma femme ! ma femme ! c'était trop beau, je n'en puis plus ; vite, vite, joue-moi vite, pour me changer, un petit air de serinette ! » ...... Pauvre humanité ! incapable des longues jouissances comme des grandes douleurs !

CHAPITRE X.

Progrès de l'Homœopathie.

Il y a trente-cinq ans qu'Hannemann, fuyant de ville en ville devant les persécutions des médecins allemands, venait se réfugier chez le duc d'Anhalt-Kœthen, qui lui donnait une honorable et longue hospitalité.

Aujourd'hui, l'Homœopathie est la méthode dominante en Allemagne, sinon encore dans les universités, du moins dans le public. Cependant elle a des chaires ou des hôpitaux à Vienne, à Linz, à Berlin, à Prague, à Munich, à Leipsig, à Dresde, à Darmstatd, à Gœttingue, à Iéna, à Hesse, à Weimar, à Gotha, à Munster, à Hanôvre, à Brunswick, à Magdebourg, etc., etc.

Aujourd'hui, plusieurs souverains allemands ont des homœopathes pour médecins ordinaires.

Aujourd'hui, c'est à peine s'il reste dans la capitale de l'Autriche trois ou quatre allopathes ayant une clientèle respectable.

Aujourd'hui enfin, l'Homœopathie compte en Allemagne au moins autant de journaux et de livres nouveaux que l'Allopathie.

Il y a vingt-cinq ans qu'il n'existait en France qu'un seul représentant de la doctrine des semblables, le comte Desguidi, qui vint se fixer à Lyon en 1830, pour y pratiquer la nouvelle médecine.

A cette heure, l'Homœopathie a envahi nos 86

départements et nos colonies. Il n'y a pas actuellement, en France, la moindre petite ville qui n'ait son médecin homœopathe. Lyon, Bordeaux, Marseille, Lille, Nantes, Rouen et tous les grands centres de population possèdent, soit des sociétés, soit des journaux homœopathiques, soit des dispensaires, soit des pharmacies spéciales, et quelquefois tout cela en même temps. Plusieurs professeurs des écoles secondaires de médecine prônent maintenant l'Homœopathie dans leurs cours ou dans leurs livres, et l'Ecole de Montpellier retentissait naguère de ses lumineux enseignements. Maintenant enfin, des congrès homœopathiques siègent régulièrement chaque année dans quelque grande cité française.

En 1832, il n'y avait à Paris que deux médecins homœopathes, les docteurs Curie et Guérard.

En 1856, l'Homœopathie compte dans la capitale intellectuelle du monde plusieurs sociétés, plusieurs journaux, un grand nombre de dispensaires, un service important à l'hôpital Beaujon, plusieurs pharmacies spéciales; elle compte des médecins par centaines, et des croyants par centaines de mille.

A l'heure qu'il est, à Paris, beaucoup de médecins allopathes traitent par les deux méthodes pour ne pas s'exposer à perdre leur clientèle; des pharmaciens ordinaires commencent à tenir des médicaments homœopathiques pour combler les déficits de leurs caisses; d'autres imitent nos globules et nos pharmacies de poche; à l'heure qu'il est, enfin, la spécificité et la substitution forment le fond des doctrines de la Faculté de médecine, comme on peut le voir dans les ouvrages de MM. Trousseau et Pidoux, Soubeiran, Bouchardat, etc.

Voici un fait qui témoigne mieux que tout ce qu'on peut dire des progrès de l'Homœopathie à Paris :

MM. Catellan, pharmaciens homœopathes, rue du Helder, ont été obligés de fonder successivement, et à quelques années d'intervalle, deux pharmacies nouvelles : l'une dans le quartier Saint-Martin, l'autre dans le faubourg Saint-Germain. La faveur dont jouit l'Homœopathie dans ces deux centres importants, ayant rendu ces créations indispensables.

Ce n'est pas seulement parmi les classes riches et aisées que la nouvelle doctrine compte de nombreux prosélytes. Les ouvriers se pressent en foule aux nombreux dispensaires fondés pour eux, par le zèle des médecins homœopathes. Dans un seul des trois dispensaires (1), ouverts par MM. Catellan, on ne donne pas moins de quinze à vingt mille consultations par an !

Aujourd'hui l'Homœopathie, après avoir fait le tour de l'Europe, a presque achevé le tour du monde. Elle est en honneur en Illyrie, en Hongrie, en Pologne et en Russie, où des ukases impériaux ont fondé à Saint-Pétersbourg des pharmacies homœopathiques. Elle a pénétré en Suède, en Nor-

---

(1) Ces dispensaires sont situés rue de Lamartine, 54 ; faubourg du Temple, 16, et rue de Verneuil, 41. Les malades y reçoivent des consultations gratuites et des médicaments à très-bas prix, souvent même aussi gratuitement.

wége, en Danemark, en Hollande; et ses partisans, à Bruxelles, à Liège, à Anvers et dans toute la Belgique, sont aussi nombreux qu'en France.

L'Angleterre lui a fait le plus sympathique accueil. Là, comme chez nous, l'Homœopathie a ses sociétés, ses journaux, parmi lesquels le *British journal of Homœopathy* ; elle a ses pharmacies spéciales, ses nombreux médecins et ses innombrables prosélytes.

A Londres, les plus illustres noms patronent les dispensaires et les hôpitaux homœopathiques. Ce sont : les ducs de Wellington et de Bedfort; la princesse de Sutherland; les comtes de Wilton, de Grosvenor, de Dembigh, de Shreswbury; le marquis d'Aylesbury, la marquise de Wellesley; la comtesse de Cardigan; ladies Suffield, Graham, Inglis Campbell; lords Darre, Kinnaird et Linedoch, etc., etc.

Dublin possède une société d'homœopathes, sous le titre de *Irish homœopathic Society*.

A Edimbourg, M. Henderson, professeur de clinique et de pathologie à l'université, a publié un livre en faveur de l'Homœopathie.

Déjà, en 1838, la *Revue britannique* avait consacré à la méthode des semblables, dans son n° 31, un très-long article dans lequel elle énumérait ses étonnants progrès dans le monde.

En Suisse, en Italie, en Espagne, l'Homœopathie n'a pas fait moins de progrès. Lausanne, Bâle, Fribourg, etc., ont leurs médecins homœopathes. De Genève, les docteurs Peschier et Dufresne ont fait rayonner et resplendir au loin la médecine nouvelle. Peschier avait des abonnés à sa *Bibliothèque homœopathique* en Algérie, en Grèce, en Egypte, en

Perse, au Caucase, au Bengale, aux Antilles, etc.

Déjà en 1847, l'Homœopathie comptait à Turin un hôpital et onze médecins, parmi lesquels le docteur Chio célèbre praticien et membre de la Faculté.

A Padoue, le docteur Lambrecht, professeur d'obstétrique à l'école de médecine, et le docteur Sonnenberg, médecin en chef de l'hôpital militaire, sont tous les deux homœopathes.

A Milan, le docteur Lunghi, médecin de l'hôpital général et l'un des plus fougueux adversaires de l'Homéopathie est maintenant à la tête des homœopathes de cette ville.

L'Homœpathie fleurit également à Gènes, à Venise, à Florence, à Naples, et surtout à Palerme où elle fut établie en 1835 par le docteur Mure, qui convertit à la nouvelle doctrine toute la Sicile et l'île de Malte. Il y a maintenant à Palerme une Académie royale d'Homeœpathie fondée en 1844.

L'Homœopathie est aujourd'hui pratiquée même à Rome, où les idées nouvelles sont pour le moins aussi mal menées que dans les Académies de Paris et d'ailleurs.

La réforme hannémanienne n'a pas été accueillie avec moins d'élan par l'Espagne savante. Elle est représentée à la faculté de médecine de Barcelone par les docteurs Janer et Folch, le premier doyen, et le second professeur de ladite Faculté.

Elle trône à la Faculté de médecine de Madrid dans les personnes des docteurs Hysean, professeur de physiologie; Sauchez-Toca, professeur de clinique interne; d'Obrador, professeur de clinique externe; Drumen, professeur de pathologie générale. Et en ville plus de 40 médecins pratiquent l'Homœopathie à la plus grande satisfaction des malades.

Il y a aussi à Madrid une société hannémanienne.

Enfin l'Homœopathie est cultivée dans toutes les provinces espagnoles, mais plus particulièrement dans celles de Castille, de Murcie, de Valence, de Catalogne et d'Andalousie.

L'Amérique n'est point restée en arrière de l'Europe.

La réforme est en pleine prospérité aux États-Unis, où elle fut apportée par le docteur Héring. A New-York et à Philadelphie elle a comme à Vienne, à Londres et à Paris, ses hôpitaux, ses dispensaires, ses académies, ses écoles et ses j urnaux.

Le Brésil tout entier est converti à la médecine des semblables. Rio de Janeiro, comme Palerme, a une Faculté d'Homœopathie qui distribue des diplômes. Ces progrès sont dûs encore au docteur Mure, cet apôtre infatigable qui, après être revenu en 1848 donner un nouvel essor à l'*Institut*, qu'il avait fondé à Paris 12 ans auparavant, s'en alla vulgariser l'Homœopathie, en Égypte, en Perse et sur les côtes de la mer rouge.

Les disciples de Mure ont porté la doctrine nouvelle à Bahia, à Pernambuco, à la Plata, au Chili, au Paraguay, aux Açores; puis à Angola, à Mozambique et jusque dans la Chine.

D'après les calculs du député Wolf le nombre des médecins homœopathes s'élevait déjà en 1839 à plus de 1500. Aujourd'hui on peut sans exagération porter ce nombre à plus de 6000.

Le même évaluait à 40 le nombre des sociétés

homœopatiques existant en Europe dans la même année 1839.

Selon Rammel, en 1833 on ne comptait déjà pas moins de 200 ouvrages sur l'Homeœpathie ; et en 1835, dix-huit journaux spéciaux travaillaient à sa propagation dans le monde.

Les documents nous manquent pour constater l'état de la littérature homœopathique en 1856. Tout ce que nous pouvons dire, c'est que le catalogue de M. Baillère, libraire de l'Académie de médecine, son catalogue de 1854, comprend à lui seul 108 ouvrages en faveur de l'Homœopathie, plusieurs desquels ont 3, 4, 5, 7, 9, et jusqu'à 10 volumes.

Un seul de ces ouvrages peut nous donner une idée des progrès de la réforme hannémanienne, c'est l'*Histoire de l'Homœopathie*, par le docteur Auguste Rapou, de Lyon. Cette histoire en deux gros volumes in-8° ne contient pas moins de 1374 pages, quoiqu'elle s'arrête à l'année 1847.

Comme on le voit, les progrès accomplis en 25 ans par l'Homœopaihie sont prodigieux. Ils attestent bien l'immense besoin qu'éprouvait l'humanité d'une réforme radicale de la médecine.

Cependant on trouve encore des gens qui osent nier les progrès de l'Homœopathie. Ces gens là sont d'une bien grande ignorance ou d'une bien insigne mauvaise foi. Nous dirons à ces derniers : « Vous avez beau fermer les yeux, l'école homœopathique est aujourd'hui l'école médicale la plus nombreuse, vingt systèmes souvent très-opposés se partagent le monde médical français; ils sont même tous en présence dans l'étroite enceinte de l'Académie l'Allemagne, l'Angleterre, tous les pays sont morcelés également par d'autres idées médicales d'un jour; tandis que les Homœopathes, dominés par une loi fixe et précise, soumis à une règle invariable et suprême, chose bien neuve en médecine, marchent sur toute la terre comme un seul homme, et pourraient déjà accabler de leur nombre toute autre fraction médicale qui oserait à elle seule leur disputer le sceptre. Cette absurdité déplorable qui n'a pour elle ni les trompettes de l'école, ni l'esprit de secte ou de parti, ni les préjugés des savants, ni ceux de l'ignorant, ni aucun de ces agents innombrables dont toutes les thérapeutiques ont obtenu plus ou moins de succès, cette absurdité prospère et marche à la domination dans les quatre parties du monde (1). »

Et tous ces progrès l'Homœopathie les a accomplis malgré ses imperfections; et ce n'est là encore que l'œuvre de son enfance, enfance d'Hercule il est vrai; que fera-t-elle donc quand elle aura atteint l'âge viril!

Maintenant le devoir des adeptes ne consiste pas seulement à répandre l'Homœopathie, mais surtout à la perfectionner. Pour cela les homœopathes ont besoin de s'émanciper de cette servile imitation du maître que des disciples plus enthousiastes que sages ont décoré du nom faux, selon nous, d'*Homœopathie pure*. En toutes chose, et surtout en médecine, la perfection n'est point au commencement, mais à la fin. Une doctrine nouvelle est toujours plus ou moins

(1) Desguidi.

entachée d'exagérations et d'erreurs de détail que le temps et l'expérience peuvent seuls faire disparaître. En comparant entre elles les diverses éditions des œuvres d'Hahnemann, ne le voit-on pas quelquefois, malgré l'absolu de son dogmatisme, non-seulement modifier la théorie, mais aussi remplacer par d'autres des assertions relatives à des faits pratiques? Renonçons donc à l'imitation servile. Nous le répétons, le devoir des homœopathes est bien moins aujourd'hui de faire de la propagande que de travailler à perfectionner la science et l'art ébauchés par le maître; l'art, surtout, si long et si difficile. Hahnemann a posé sur des fondements inébranlables la première pierre du temple de la réforme, c'est là sa gloire, sa grande gloire. Celle des disciples sera de l'avoir achevé en y apportant chacun sa pierre ou son grain de sable.

CHAPITRE XI.

Statistique comparée.

Que chacun ramasse ses morts.
Le docteur Castel.

« On ne prouve que par la statistique, » a dit M. Bouillaud. »

Quoique nous soyons loin de partager la prédilection du célèbre professeur pour ce genre de preuves, les chiffres ont parfois une telle éloquence qu'ils savent convaincre et persuader mieux que toutes les paroles.

Nous puisons les nôtres aux meilleures sources.

Fièvre typhoïde. — D'après le docteur Peschier, la perte moyenne des allopathes, dans cette maladie, est de 20 pour 100, tandis que celle des homœopathes n'est que de 6, c'est-à-dire que les premiers perdent trois malades quand les seconds n'en perdent qu'un seul.

Pneumonie. — La mortalité, d'après le traitement ordinaire, est:

Selon M. Louis, de 1 sur 3 ou 4;
Selon M. Chomel, de 1 sur 4 ou 5;
Selon M. Grisolle, de 1 sur 7;

D'après le traitement homœopathique, M. Tessier constate une seule mort sur 13 ou 14.

Des expériences homœopathiques ont été faites pendant longtemps à l'hôpital Sainte-Marguerite par le docteur Tessier, dont le service comptait 100 lits, celui de ses confrères allopathes, MM. Valleix et Marotte, n'étant que de 99.

Or, de la statistique générale de cet hôpital, publiée par l'administration des hospices de la ville de Paris, il résulte que, pendant les années 1849, 1850 et 1851, MM. Valleix et Marotte ont perdu 113 malades sur 1000, et M. Tessier 85 seulement. Différence en faveur de l'homœopathie, 28.

Choléra. — C'est surtout dans le traitement du choléra que la nouvelle méthode a montré toute sa supériorité sur l'ancienne.

En 1832, le gouvernement bavarois chargea le

docteur Roth d'aller recueillir sur les lieux les résultats du traitement homœopathique.

Dans le rapport de ce professeur, on voit, par exemple :

Qu'à Tischnowitz, sur 330 cholériques, le docteur homœopathe Gerstel a perdu 32 malades seulement, environ le dixième, tandis que, sur 331, ses confrères allopathes, en perdaient 102, c'est-à-dire presque le tiers;

Qu'à l'hôpital homœopathique de Vienne, la mortalité fut de 32 pour 100, pendant qu'elle était de 70 dans les hôpitaux allopathiques ;

Qu'à Prague, de 113 cholériques, traités homœopathiquement, pas un seul n'est mort ;

En France, tandis que, selon le *Journal de médecine et de chirurgie pratique,* sur 229,534 personnes atteintes du choléra, dans l'espace de dix mois, et traitées allopathiquement, il en mourait 94,666, c'est-à-dire 41 pour 100 ;

Tandis qu'en Espagne, d'après l'état général publié par le *Bulletin de médecine de Madrid*, l'allopathie perdait de 50 à 52 cholériques pour 100 ;

En Allemagne, au contraire, la mortalité homœopathique n'était que de 10 à 20 pour 100 tout au plus.

Selon le docteur Devergie, sur 2,100 malades traités dans divers hôpitaux par l'Allopathie, 1320 sont morts ; tandis que, sur 1000 traités homœopathiquement dans ces mêmes hôpitaux, le nombre des morts ne s'est élevé qu'à 116

Tout le monde a entendu parler dans le temps des succès obtenus par le docteur Laburthe, chirurgien-major du 4e de hussards en garnison à Paris.

Sur un effectif de 730 hommes, dont la mortalité moyenne était précèdemment de 45 à 55 pour 100, dans les hôpitaux, ce corps, au bout de trois mois de traitement homœopathique, n'y en comptait plus que 10 à 12.

M. Matton, aumônier du refuge à Marseille, a attesté, dans une lettre adressée à tous les journaux de cette ville, que, sur 270 personnes frappées du choléra dans son établissement, en 1849, 15 seulement avaient succombé, grâce aux soins du docteur Chargé, médecin homœopathe, qui opéra sur le maréchal Saint-Arnaud cette cure qui fit tant de bruit dans le temps.

Le docteur Quin, médecin du roi des Belges, a publié à Paris, à l'époque du choléra, un mémoire du plus haut intérêt où se trouve le tableau statistique suivant des résultats du traitement homœopathique du choléra :

	malades	guéris	morts
Docteur Schreter, à Lemberg	27	26	1
Docteur Lichtenfels, à Vienne	40	37	3
Docteur Vrecka, à Vienne et en Moravie..........................	144	132	12
Docteur Stüller, à Berlin.........	31	25	6
Docteur Seider, en Russie, gouvernement de Twer	109	86	23
Docteur Bakody, à Baab, en Hongrie	154	148	6
Docteur Gerstel, en Autriche......	330	298	32
Docteur Hannsk.................	84	78	6
Docteur Queen.................	29	26	3
Le père Veith prêtre et médecin..	125	122	3
	1073	978	95

Remarquons dans ce tableau le résultat obtenu

par un vénérable et savant ecclésiastique, le père Weith, prédicateur de la cour et de la cathédrale de Vienne et docteur en médecine, qui, au plus fort du choléra, sur 125 malades, n'en perdit que 3 !

Dans une lettre écrite à son père, l'amiral Mordwinoff, madame de Luoff dit que, sur 50 cholériques traités homœopathiquement par elle et par son mari dans le bourg de Saratoff, un seul a succombé.

En calculant avec modération, on peut dire que, dans le choléra, la mortalité moyenne allopathique a été constamment de 50 à 52 pour 100, et la mortalité moyenne homœopathique de 9 à 10 seulement.

Depuis l'introduction de l'Homœopathie au Brésil, la mortalité annuelle, qui était, à Rio-Janeiro, de 7,294 en 1842, n'était plus, en 1846, que de 4,455, c'est-à-dire qu'elle avait diminué de plus du tiers en quatre ans !

Et maintenant que « chacun a ramassé ses morts, » instruisez-vous, amateurs de statistiques comparées, instruisez-vous, vous qui ne croyez qu'aux chiffres, nous vous avons servi à souhait la démonstration favorite de M. Bouillaud.

L'illustre professeur perd 24 malades sur 100 dans les fièvres typhoïdes; l'Homœopathie n'en perd que 6. Instruisez-vous donc, malades et médecins. Et vous, M. Bouillaud, qui avez dit : *On ne prouve que par la statistique*, ne devez-vous pas, si vous êtes conséquent, renoncer à la médecine exacte des *saignées coup sur coup*. N'écoutez point les mauvais conseils de l'orgueil et de la prévention qui vous ont fait dire autrefois et qui pourraient vous faire redire encore : *On doit avoir en soi assez de force de ré-*

sistance pour refuser d'expérimenter ; quand même je le verrais, je ne le croirais pas Sous peine de se perdre dans un scepticisme absolu l'homme est bien obligé de s'en rapporter à ses sens et à sa raison ; ayez donc la force d'expérimenter, et lorsque vous aurez vu, ayez, comme Broussais, le courage de la bonne foi, et vous ne descendrez point pour cela de votre piédestal, au contraire. L'homme illustre qui s'incline devant l'évidence , se relève grandi de trois fois la hauteur dont il s'est baissé pour saluer la vérité qui passe !

POST-SCRIPTUM

Au chapitre de ce livre intitulé : La Médecine jugée par les médecins.

Pendant que nous corrigeons les épreuves de cette sixième feuille, on nous communique un livre que vient de publier à Marseille un jeune médecin, M. de Parseval, sous le titre de *Homœopathie* et *Allopathie*, auquel nous empruntons la plupart des citations qui suivent. Ce livre est un vrai coup de massue portée à l'Allopathie. Nous le recommandons aux médecins des deux écoles rivales. Tous trouveront à y apprendre.

Sydenham, l'Hippocrate anglais a dit : « Ce qu'on qualifie d'art médical est bien plutôt l'art de faire la conversation et de babiller que l'art de guérir. »

Dans ses *Recherches sur le tissu muqueux*, page 793, Bordeu, ce médecin de génie, dit :

« Étant fort jeune, je visitais en qualité de quatrième médecin un malade attaqué de la fièvre, de la douleur de côté et du crachement de sang. Je n'avais, on le comprend, point d'avis à donner. Un des trois consultants proposa une troisième saignée. — C'était le troisième jour de la maladie; le second proposa l'émétique combiné avec un purgatif, et le troisième un vésicatoire aux jambes. Le débat ne fut pas petit et personne ne voulut céder. J'aurais juré qu'ils avaient tous raison. Cependant, malgré les terribles menaces de mes trois maîtres, le malade, réduit à la boisson et à la diète, guérit très-bien. Je suivis cette guérison parce que j'étais resté seul : je la trouvai tracée par l'école de Cos, et je m'écriai : C'était donc la route qu'il fallait prendre ! »

Au même endroit, Bordeu, après avoir raconté la dispute des deux Sérane père et fils au lit d'un malade, ajoute : « Je le déclare sans passion et avec la modestie à laquelle mes faibles connaissances me condamnent : lorsque je regarde derrière moi, j'ai honte d'avoir tant insisté, tantôt sur les saignées, tantôt sur les purgatifs et les émétiques... Il me semble entendre crier la nature : « Ne vous » pressez point; laissez-moi faire; vos drogues ne » guérissent point, surtout lorsque vous les entas» sez dans le corps des malades; c'est moi seule » qui guéris. Les moments qui vous paraissent les » plus orageux sont ceux où je me sauve le mieux, » si vous ne m'avez pas ôté mes forces. Il vaut » mieux que vous m'abandonniez toute la besogne » que d'essayer des remèdes douteux. »

Sprengel, auteur de la meilleure histoire philosophique de la médecine, conclut, tome I, introduction, pages 10 et 11, traduction de M. Jourdan :

« Que le scepticisme en médecine est le comble de la science et que le parti le plus sage consiste à regarder toutes les opinions avec l'œil de l'indifférence, sans en adopter aucune. »

« La thérapeutique, dit Pinel dans sa *Nosographie philosophique*, est une des parties de la médecine qui doit éprouver une réforme générale. »

La *Gazette des Hôpitaux* du 31 octobre 1843, à l'occasion du discours que devait prononcer Royer-Collard pour la rentrée de l'École de médecine, a publié un article où l'on remarque ces paroles :

« Il n'y a à Paris ni école, ni enseignement, il y a un établissement universitaire où vingt-six professeurs, payés par le budget, viennent individuellement imposer leurs opinions et leurs doctrines... On ne comprend donc pas trop quelle exposition de principes pourra faire M. Royer-Collard d'une école absente. »

Le 16 février 1846, M. le professeur Magendie disait au collége de France :

« Sachez-le bien, la maladie suit le plus habituellement sa marche sans être influencée par la médiation dirigée contre elle... Si même je disais ma pensée tout entière, j'ajouterais que c'est *surtout dans les services où la médecine est le plus active* que la mortalité est le plus considérable. »

Il disait un autre jour : « Dans l'état actuel de la science, la plupart du temps le *médecin n'assiste qu'en simple spectateur aux tristes épisodes de la progression* (du mal). »

L'un des plus illustres professeurs de l'école de

Montpellier, M. Bérard, avoue « qu'en médecine... les vérités les mieux affermies semblent être ou sont réellement menacées par les vérités nouvelles, et que chaque nouvelle pierre qu'on ajoute ébranle un édifice qui n'a rien de fini et qui peut recevoir dans tous les points des pièces de rechange. (*Esprit des doctr. méd. de Montpellier*, p. 93 et 94.)

Dans sa *Pathologie générale*, page 649, M. le professeur Chomel, en parlant de la thérapeutique, s'écrie : « Les ténèbres enveloppent encore la branche la plus importante de la médecine. »

Le savant auteur de l'*Histoire de la santé et de la maladie*, Raspail, a dit : « La médecine en tant qu'elle est l'art de soigner les maladies n'est pas une science, c'est un tâtonnement; ce qui fait qu'elle finit par tomber dans l'arbitraire et le caprice. Il n'est pas un élève qui ne connaisse le fait de ce médecin d'hôpital qui, en entrant un matin dans la salle, se mit à dire aux étudiants accourus à sa clinique : *Que ferons-nous aujourd'hui? Tenez, nous allons purger tout le côté gauche de la salle et saigner tout le côté droit*. On entend tous les jours le médecin le plus consciencieux faire l'aveu de son impuissance aux parents du malade, après un à deux mois de traitement ou plutôt de *tâtonnements* inefficacés : *Je suis au bout de mon rouleau ; je ne sais plus qu'ordonner. Je demande une consultation.* »

M. le professeur Bouchardat avoue aussi que « la science médicale n'est pas faite et qu'elle est pour ainsi dire toute à édifier (*Manuel de mat. méd. de thérapeut. et de pharm.* p. 9.)

M. le professeur Malgaigne s'écriait dernièrement à l'Académie de médecine (*séance du* 8 *janvier* 1856) :

« Absence complète de doctrines scientifiques en médecine, absence de principes dans l'application de de l'art, empirisme partout : voilà l'état de la médecine. »

Après avoir énuméré les systèmes qui se sont succédé en médecine, le savant médecin de la Pitié, M. Valleix, s'écrie aussi :

« Que de regrets on éprouve en voyant tant d'études, de veilles, de génie, dépensées pour obtenir d'aussi faibles résultats! Que d'erreurs pour quelques vérités ! » (*Guide du méd. praticien*, t. I, pag 11.)

Barbier, d'Amiens, dans son *Traité de mat. méd.*, t. I, pag. 184, convient que « la matière médicale est encore une collection de conclusions trompeuses, d'annonces décevantes, plutôt qu'une véritable science. »

M. Marchal de Calvi, professeur agrégé de la Faculté de Paris, a publié dans la *France médicale et pharmaceutique* un remarquable article où il dit : « Il n'y a plus en médecine, et depuis longtemps, ni *principe*, ni *foi*, ni *loi*. Nous construisons une tour de Babel, ou plutôt nous n'en sommes même pas là, nous ne construisons rien. La doctrine la plus générale qui existe est la doctrine homœopathique ; cela est étrange et douloureux ; c'est une honte pour la médecine, mais cela est. »

On lit dans le *Compendium de méd. pratique*, t. VIII, pag. 259, des docteurs Monneret et Fleury :

« Le nombre des médecins anciens et modernes qui se sont déclarés en faveur de l'expectation est très-considérable, et ces messieurs citent parmi les médecins expectants : Sydenham, Baglivi, Bordeu, Laennec, et MM. Cruveilher et Andral.

Ils auraient pu citer la majorité des médecins puisque selon M. Magendie : « *Dans l'état actuel de la science, la plupart du temps le* MÉDECIN N'ASSISTE QU'EN SIMPLE SPECTATEUR aux *tristes épisodes* de la progression du mal. »

CHAPITRE XII

Bibliographie homœopathique.

Nous donnons ici une liste des ouvrages dont peut se composer une bibliothèque homœopathique. Cette bibliothèque, selon nous, ne doit pas comprendre seulement les livres théoriques ou pratiques qu'on s'accorde généralement à regarder comme les meilleurs, mais encore ceux qui, sans jouir de l'estime générale, contiennent des aperçus nouveaux, des manières de voir originales pouvant servir un jour ou l'autre aux progrès de l'Homœothie.

Tous ces ouvrages se trouvent chez J.-B. Baillère, libraire, 19, rue Hautefeuille, à Paris.

OUVRAGES DE HAHNEMANN.

EXPOSITION DE LA DOCTRINE MÉDICALE HOMOEOPATHIQUE, ou *Organon de l'art de guérir*. 1 vol.................... 7 fr. »

Études de médecine homoeopatique, 1 vol........................... 7 »

Matière médicale. 3 vol............. 21 »

Maladies chroniques. 3 vol.......... 21 »

ŒUVRES DES DISCIPLES.

THÉORIE.

Lettre aux médecins français sur l'homoeopathie, par le comte Desguidi. Édition augmentée par le docteur Perrussel.......................... 3 fr. 50

De la médecine conjecturale soi-disant *rationnelle* et de la Médecine positive, par le docteur Dessaix............ 3 »

Leçons de médecine homoeopathique, par le docteur Léon Simon.......... 8 »

Doctrine de l'école de Rio-Janeiro et pathogénésie brésilienne, contenant une exposition méthodique de l'Homœopathie, la loi fondamentale du dynamisme vital, la théorie des doses et des maladies chroniques, les machines pharmaceutiques, l'algèbre symptomatologique, etc., par le docteur Mure. 1 vol. avec fig.......... 7 50

Histoire de la doctrine médicale homoeopathique, son état actuel dans les principales contrées de l'Europe, par le docteur Auguste Rapou. 2. vol. in-8°.............................. 15 »

DEUX LETTRES AU MINISTRE DE L'INSTRUCTION PUBLIQUE, l'une en réponse au jugement de l'Académie de médecine sur la doctrine homœopathique; l'autre en réponse à M. le professeur Trousseau, par Léon Simon.........	3	»
MANUEL POUR SERVIR A L'ÉTUDE CRITIQUE DE L'HOMOEOPATHIE, par le docteur Griesselich....................	5	»
DES RAPPORTS DE L'HOMOEOPATHIE AVEC LE PASSÉ DE LA THÉRAPEUTIQUE, par le docteur Frédault.................	1	50
DE LA VÉRITÉ EN MÉDECINE, par le docteur Perrussel......................	2	50
L'HOMOEOPATHIE ET SES DÉTRACTEURS, par le docteur Chargé.................	5	»
L'HOMOEOPATHIE DANS LES FAITS, par le docteur de Bonneval..............	2	50
DE L'HOMOEOPATHIE, *et particulièrement des doses infinitésimales*, par le docteur Magnan....................	2	50
SYSTÉMATISATION PRATIQUE *de la matière médicale homœopathique*, par le docteur Testé.........................	8	»
VÉRITÉ DE L'HOMOEOPATHIE, ou théorie nouvelle propre à démontrer l'action réelle, le mode et la nature d'action des remèdes infinitésimaux, par le docteur Castaing................	2	50
PRINCIPE DE LA DOCTINE HOMOEOPATHIQUE, par le docteur Salevert de Fayolle...	5	»

Études de médecine générale, par le docteur Tessier 2 50

La vieille médecine et ses dangers, par le docteur Ginestet 2 5

Nouvel organe de la médecine spécifique, par le docteur Rau.......... 5 »

Pour paraître prochainement :

Introduction a la thérapeutique, par le docteur Gastier.

Cet ouvrage, qui résumera l'expérience de soixante années, de l'un des doyens de l'homœopathie et de l'un des plus habiles et des plus honnêtes médecins de ce temps-ci, est impatiemment attendu.

PRATIQUE.

Manuel de thérapeutique homoeopathique, etc., par Bœnninghausen.... 7 fr.

De la prophylaxie en général et de son application aux maladies épidémiques et aux affections chroniques héréditaires, par le docteur Gastier de Toissey 1 50

Cet ouvrage devrait être entre les mains de toutes les mères de famille.

Notices élémentaires sur l'homoeopathie à l'usage des hommes de bonne foi qui veulent se convaincre par des essais de la vérité de cette doctrine.. 1 75

Médecine homoeopathique domestique d'Héring, traduite par le docteur Marchand........................... 5 »

Le médecin du peuple, mettant à la portée des hommes de conscience et de bon vouloir les procédés les plus parfaits et les récentes découvertes de l'art de guérir et indiquant les moyens pratiques de traiter toutes les maladies selon les principes de l'Homœopathie, par le docteur Mure.............. 1 »

Guide de l'homoeopathe ou traitement de plus de mille maladies guéries par les docteurs homœopathes des différentes parties du monde, par Ruoff.. 5 »

Clinique homoeopathique, ou recueil de toutes les observations pratiques publiées jusqu'à nos jours, par le docteur Beauvais de Saint-Gratien. 9 vol. 45 »

Traitement comparé du rhumatisme articulaire aigu, par le docteur Escalier........................... 1 50

Mémoire sur la découverte du cathétérisme du tympan, par le docteur Desterne........................ 1 50

Du choléra-morbus épidémique et de son traitement curatif et préservatif, par le docteur Pitet............... 1 50

Manuel de médecine vétérinaire, par Gunther......................... 5 »

Thérapeutique homoeopathique des maladies aigues et des maladies chroniques, par le docteur Hartmann. 2 v. 16 »

Clinique homoeopathique de Staoueli (Afrique), par le docteur Espanet, médecin de cet établissement....... 3 50

Manuel d'hygiène homoeopathique, par le docteur de Monestrol............ 3 »

Nouvelle pharmacopée homoeopathique, avec 135 figures dans le texte, par le docteur Jahr et M. Catellan, pharmacien homœopathe........... 7 »

Codex des médicaments homoeopathiques, par Weber, pharmacien homœopathe........................... 6 »

Journaux homœopathiques.

Journal de la société gallicane de médecine homoeopathique, mensuel. Pour Paris......................... 20 »

Revue médicale homoeopathique, publiée par le docteur Beschet, à Avignon, mensuelle, par an............ 15 »

L'Art médical, publié sous la direction du docteur Tessier, mensuel, Paris.. 15 »

Le propagateur homoeopathique scientifique et littéraire, journal hebdomadaire, publié par une société de médecins, de savants et d'hommes de lettres, sous la direction du docteur Oriard. Prix pour Paris... .... 16 »

Almanach homoeopathique, publié par MM. Catellan, pharmaciens. 1857.... 3 50

Ce livre offre un tableau intéressant des progrès de l'Homœopathie et une liste des médecins et des pharmaciens qui pratiquent la doctrine des semblables dans les différentes parties du globe.

Pour paraître prochainement :

Manuel élémentaire d'homoeopathie pratique, par le docteur Gastier.... » »

Cet ouvrage réduira la pratique de l'Homœopathie à sa plus grande simplicité, le médecin n'ayant à choisir qu'entre deux ou trois médicaments au plus.

Nouvelle édition de l'homoeopathie mise a la portée de tout le monde, par le docteur Oriard............... 5 »

Cette nouvelle édition se recommandera par des améliorations considérables qui en feront le plus complet des manuels à l'usage des gens du monde.

Traité complet de médecine homoeopathique spécifique à l'usage des médecins et des gens du monde, par le docteur de la Plaigne de Bordeaux.. » »

Cet ouvrage est divisé en trois parties qui formeront ensemble 8 vol. in-8°, et paraîtront par souscription.

La première partie forme deux volumes contenant l'histoire de la médecine homœopathique avec celle de la médecine allopathique; l'exposé philosophique organique de la médecine homœopathique spécifique dans tous ses rapports avec les sciences qui constituent l'ensemble de l'art de guérir ; etc.

L'indication rationnelle, théorique et pratique des forces *synthétiques* qui doivent conduire la science médicale à l'union, à la fusion des deux systèmes régnants, l'allopathie et l'homœopathie dans une seule et nouvelle doctrine, la Spécificité médicale.

On souscrit à Bordeaux, chez l'auteur, 40, allée d'Amour ; et à Paris, chez Baillère, libraire, 19, rue Hautefeuille.

FIN.

TABLE.

BIBLIOTHÈQUE IMPÉRIALE

QUINTESSENCES

PAR

AUGUSTE GUYARD.

Ancien rédacteur en chef du *Bien public.*

AVEC

les jugements de MM. DE LAMARTINE, Emile DESCHAMPS, D'ARLINCOURT. etc.

DEUXIÈME ÉDITION

ORNÉE D'UN BEAU PORTRAIT SUR ACIER, PAR E. GERVAIS.

Paris, chez DENTU, Palais-Royal. PRIX : 3 fr. 50 c.

Le remaniement et l'augmentation considérables dont cette nouvelle édition a été l'objet en font, pour ainsi dire, un livre nouveau.

Le succès de ces *quintessences générales* a déterminé l'auteur à publier une série de *quintessences spéciales* dont celles-ci sont une sorte de prospectus.

Voici les titres et l'ordre de publication de ces volumes :

1° Quintessences sur l'homme, sur Dieu, sur le monde et sur la religion.

2° Quintessences d'histoire.

3° Quintessences de linguistique, de grammaire et de physiognomonie.

4° Quintessences d'art et de littérature.

5° Quintessences d'anatomie-physiologique, d'hygiène et de thérapeutique.

6° Quintessences de physique, de chimie, d'histoire naturelle, de géologie, d'astronomie et de mathématiques.

7° Quintessences de jurisprudence, de politique et d'économie sociale.

8° Quintessences sur l'éducation et sur la méthode.

Ces quintessences spéciales, résumé des études et des méditations de l'auteur, tâcheront d'être, à la fois, le tableau, la critique, l'histoire, la philosophie de la science et de l'art actuels et passés, et la prophétie de la science et de l'art futurs.

Extraits des jugements et comptes-rendus de la première édition.

..... J'ai lu avec charme le volume que vous avez bien voulu m'adresser. Pendant que nous rédigeons de gros livres, vous écrivez de petites pages; mais, nous sommes monnaie, et les pensées sont médailles. Les vôtres iront, sous votre empreinte, à tous les bons esprits ; en attendant, elles vont et à mon goût et à mon cœur... LAMARTINE.

..... J'ai lu et relu votre livre de *Quintessences*, et voilà ce que j'en pense...

C'est une œuvre de grande observation et de beau style. Vos pensées, quelquefois paradoxales — ce n'est pas un tort — sont toujours originales — c'est un mérite supérieur. Il y en a un grand nombre qui font mal tant elles sont justes ; mais ce mal est un bien; car la vérité est toujours bonne, à imprimer du moins. Comme il faut que vous ayez senti et souffert pour tracer quelques pages d'un tel livre! et comme il faut que vous ayez étudié et travaillé pour écrire avec tant de précision, de talent et de coloris !

Merci et bravo ! je vous relirai encore, souvent, et je vous applaudirai toujours. Émile DESCHAMPS.

Vos *Quintessences* sont un charmant livre plein de pensées ingénieuses que j'ai lues et relues avec le plus vif intérêt. On y trouve, à la fois, le talent d'un écrivain habile et le cœur d'un honnête homme... Vicomte D'ARLINCOURT.

L'Enquête sociale publiée par MM. le vicomte Dubouchage et J. Morand :

... M. Auguste Guyard est un écrivain spirituel qui exprime sa pensée d'une manière fine, piquante, souvent originale. Nous regrettons de trouver çà et là, dans ses Quintessences, des paradoxes, à notre avis, insoutenables. Cela ne nous empêche pas de donner notre assentiment à ce qu'il y a de bon et de vrai ; et le bon et le vrai dominent dans tout ce qui sort de la plume de M. Guyard...

Le Corsaire. ... En notre qualité de vieux penseur, nous avons lu avec beaucoup d'intérêt le nouveau livre de M. Auguste Guyard... M. Guyard est un homme d'esprit, de sens et de talent... On ne fait point d'articles sur des pensées ; on fait mieux : on les cite lorsqu'elles sont bonnes... Citons donc celles de M. Guyard... LE POITEVIN SAINT-ALME.

La Démocratie pacifique... L'auteur des *Quintessences* a de l'esprit et du style... Son livre renferme un grand nombre de pensées qui réunissent la justesse de l'idée à la concision et à l'éclat de la forme... M. Auguste Guyard a des sympathies pour tous les opprimés, de l'indulgence pour tous les coupables, qui ne sont bien souvent que des victimes... A part les quelques réserves faites plus haut, nous n'avons que des éloges à donner à M. Guyard. FLEURY.

Extrait d'un rapport de 20 pages fait à la Société des *Matinées littéraires* :

... Dans ce livre, petit de volume, sobre de mots, prodigue d'idées, généreux d'intention, moral dans le fond, quoique d'une forme souvent cavalière ; dans ce livre spirituel, sage et hardi tout ensemble, vous ne trouvez rien de désespérant, comme dans Larochefoucault ; de sombre, comme dans Pascal ; d'exclusif, comme chez les solitaires de Port-Royal... Nous n'avons qu'à louer et à louer sans restriction ce livre charmant sous tous les aspects... M. Auguste Guyard revêt d'un vêtement splendide les formes nettement accusées de ses statuettes où l'on sent la vie courir... Cela est beau, cela est vrai, cela est puissant..... Ce livre instruit autant qu'il amuse; on se souvient, après avoir lu, j'allais dire après avoir aspiré les *Quintessences* dont la place est marquée, d'avance, dans la bibliothèque de tous les hommes de goût... Lisez ce livre, Messieurs, et après avoir lu, vous direz comme moi, en variant le mot de Titus : Je n'ai point perdu ma lecture. CHAUVET, rédacteur du *Corsaire.*

Beaucoup de journaux encore, plusieurs livres, et plusieurs Sociétés littéraires ont parlé, avec éloge, des *Quintessences;* entre autres : le ***Musée des familles***, le ***Voleur***, l'***Europe littéraire***, le ***Bien public***, le ***Courrier de l'Europe***, etc., etc., etc.

L'auteur, en publiant ces divers jugements sur la première édition des *Quintessences*, n'a pas eu l'intention d'abriter sous d'éminentes responsabilités la seconde édition si considérablement augmentée; il a seulement voulu montrer que les hommes compétents ont bien voulu trouver en lui l'étoffe du penseur et les qualités de l'écrivain.

Sous presse, du même auteur :

1° Guide des gens du Monde dans le choix d'une médecine et d'un médecin ; un vol. in-18, 3 fr. 50 c.

Impr. de E. Dépée, à Sceaux.

LE PROPAGATEUR

HOMŒOPATHIQUE

SCIENTIFIQUE ET LITTÉRAIRE,

JOURNAL HEBDOMADAIRE

Publié par une Société de Médecins, de Savants et d'Hommes de lettres

SOUS LA DIRECTION DU DOCTEUR GRIARD.

PRIX DE L'ABONNEMENT :

Paris : Un an 16 fr. ; six mois 9 fr. ; trois mois 5 fr
Province, un an 18 fr.
Étranger, frais de port en sus.
Bureaux : 55, rue Neuve-des-Mathurins.

Le succès qu'obtient ce journal, le premier et le seul journal d'homœopathie qui ait encore été fait pour les gens du monde, prouve assez qu'il répond à un véritable besoin.

Paris.—Imprimerie Dubuisson et Cie, rue Coq-Héron 5.

www.ingramcontent.com/pod-product-compliance
Ingram Content Group UK Ltd.
Pitfield, Milton Keynes, MK11 3LW, UK
UKHW022013170726
13837UKWH00001B/156

9 782019 968915